Hanan Elzeblawy Hassan
Abeer Mohamed El-Magawry
Eman Moustafa Ghazy

Prestação de cuidados compassivos a idosos

Hanan Elzeblawy Hassan
Abeer Mohamed El-Magawry
Eman Moustafa Ghazy

Prestação de cuidados compassivos a idosos

Percepções dos enfermeiros e dos idosos na cidade de Beni-Suef

ScienciaScripts

Imprint

Cover image: www.ingimage.com

This book is a translation from the original published under ISBN 978-620-7-47477-6.

Publisher:
Sciencia Scripts
is a trademark of
Dodo Books Indian Ocean Ltd. and OmniScriptum S.R.L publishing group

120 High Road, East Finchley, London, N2 9ED, United Kingdom
Str. Armeneasca 28/1, office 1, Chisinau MD-2012, Republic of Moldova, Europe
Printed at: see last page
ISBN: 978-620-7-99065-8

Conteúdo

RECONHECIMENTO

Em primeiro lugar e acima de tudo, sinto-me sempre em dívida para com **ALLAH**, O Mais Bondoso e O Mais Misericordioso. Sinto-me em dívida para com os seus comentários meticulosos, a sua orientação experiente e o seu encorajamento. Todos os agradecimentos e apreço pela **DR. Hanan Elzeblawy Hassan**, Vice-Reitora para os Estudos de Pós-Graduação e Assuntos de Investigação, Faculdade de Enfermagem, Universidade de Beni-Suef, pelo seu enorme apoio, paciência e motivação para concluir este trabalho. A minha gratidão e agradecimento são devidos à **Dra. Abeer El-Magharery**, Professora Assistente de Enfermagem de Saúde Comunitária, Faculdade de Enfermagem, Universidade de Damietta, pelo tempo, esforço e conselhos que dedicou à realização deste trabalho. Os meus agradecimentos e gratidão são extensivos à **Dra. Aziza M Abozied**, Professora Assistente de Enfermagem de Saúde Comunitária, Faculdade de Enfermagem, Universidade de Beni-Suef, pelos seus esforços incansáveis, apoio, conselhos sinceros, sugestões e orientação durante todas as fases deste trabalho. As palavras não podem expressar adequadamente o sentimento de gratidão que tenho pelo **Dr. Yasser Seif**, Diretor do Instituto Nacional de Longevidade e Ciências do Idoso (NILS), Universidade de Beni-Suef, pelo encorajamento, ajuda ilimitada, conselhos valiosos e cooperação neste trabalho. Quero estender os meus agradecimentos à minha mãe e ao meu pai, à minha filha, aos meus filhos e, em especial, ao meu amado marido pelo seu apoio, paciência, compaixão, conselhos valiosos e gentileza ao longo de todo o trabalho.

RESUMO

Antecedentes: Os cuidados compassivos são uma prioridade internacional dos cuidados de saúde, nomeadamente para a enfermagem. O estudo deste fenómeno poderia proporcionar uma compreensão profunda dos cuidados compassivos a partir da perceção dos enfermeiros egípcios. ***Objetivo do estudo***: medir a perceção dos enfermeiros e dos doentes idosos sobre os cuidados compassivos na cidade de Beni-Suef. ***Sujeitos e métodos***: O estudo foi efectuado no Hospital Universitário de Beni-Suef, no Hospital Geral, bem como nos serviços de cuidados continuados/longos e de cuidados de saúde ao domicílio (HHC), utilizando um desenho descritivo transversal em cento e quarenta enfermeiros e cento e quarenta idosos sob os seus cuidados. Os dados foram recolhidos através de um questionário auto-administrado com a escala de cuidados compassivos para os enfermeiros e de um questionário de entrevista com a escala de cuidados compassivos para os idosos. ***Resultados***: A mediana de idade dos enfermeiros foi de 28,5 anos, 63,6% do sexo feminino e 68,6% com diploma. No total, 82,9% dos enfermeiros tinham alta atitude de compaixão, 51,4% tinham prática adequada e 59,3% tinham alta confiança no cuidado compassivo, e estes foram influenciados pela idade, qualificação, anos de experiência, residência e renda dos enfermeiros. No total, 82,9% deles tinham opiniões elevadas sobre o cuidado compassivo, e "compreender o seu problema" era a sua primeira prioridade. Na análise ecológica, foi revelada uma correlação negativa forte e significativa entre os resultados das opiniões dos idosos e a atitude dos enfermeiros relativamente aos cuidados compassivos (r=-0,900). ***Conclusões e recomendações***: A atitude dos enfermeiros relativamente aos cuidados compassivos é elevada, mas a sua prática e a confiança que lhes está associada são baixas. Os doentes têm uma perceção e opiniões elevadas relativamente aos cuidados compassivos. Recomenda-se a realização de programas de formação em serviço para os enfermeiros. Sugere-se mais investigação para avaliar o efeito a longo prazo dos programas de formação em serviço nos enfermeiros e nos doentes.

Palavras-chave: Cuidados compassivos, enfermeiros, idosos, atitude de confiança

CAPÍTULO I

INTRODUÇÃO

O cuidado compassivo é um dos valores fundamentais da profissão de enfermagem desde a sua fundação por Florence Nightingale. Atualmente, está patente em códigos de ética, normas de cuidados e documentos de política de saúde que orientam a prática de enfermagem O cuidado compassivo é uma prioridade internacional dos profissionais de saúde ***(Mills et al., 2015)***.

A compaixão tem sido definida como um sentimento, uma atitude ou um traço que surge quando se assiste ao sofrimento de outra pessoa e que motiva um desejo subsequente de ajudar. Trata-se de uma construção de cuidados inerentemente relacional; ao gerar relações para alcançar resultados relevantes destinados a satisfazer necessidades, especificamente as relacionadas com o sofrimento em contextos clínicos, a compaixão leva os prestadores de cuidados de saúde a prestar cuidados que se centram na humanidade e singularidade do doente. Os encontros de cuidados de saúde que incluem a compaixão podem oferecer benefícios substanciais aos doentes, tais como o aumento da confiança, a melhoria da satisfação do doente, dos sintomas e da qualidade de vida, e a ajuda à recuperação. A compaixão também pode ter um efeito positivo nos resultados clínicos através do aumento da satisfação e retenção no trabalho ***(Tehranineshat et al., 2019, Sinclair et al., 2016)***.

A compaixão é considerada a base dos códigos de ética em enfermagem e é um dos cinco valores exigidos pelos enfermeiros profissionais no Código de Ética para Enfermeiros ***da Associação Americana de Enfermeiros (2015)***, para defender a dignidade inerente de cada pessoa; os enfermeiros devem praticar com compaixão e respeito. A compaixão é considerada um aspeto fundamental da prestação de cuidados e é descrita como a "capacidade de testemunhar, sofrer e guardar no nosso coração as tristezas e as belezas do mundo". A compaixão pode ser o bem mais vital e precioso da enfermagem ***(Hemberg e Wiklund Gustin, 2020, Tehranineshat et al., 2018)***.

A compaixão é um princípio orientador para estabelecer a qualidade dos cuidados e a realização de uma prática baseada em provas, na qual os desejos e as preferências dos doentes são tidos em conta. Em contrapartida, a falta de compaixão inflige mais sofrimento, o que pode resultar numa má qualidade dos cuidados e em críticas às práticas de enfermagem. Sem cuidados compassivos, os prestadores de cuidados de saúde não poderão abordar a angústia e as preocupações dos doentes e das suas famílias ***(Papadopoulos e Ali, 2016)***.

Embora os cuidados compassivos sejam cada vez mais reconhecidos como desejáveis em contextos de cuidados de saúde, este tipo de cuidados é complexo, como já foi referido. Os profissionais de saúde enfrentam desafios na prestação de cuidados compassivos porque a sociedade exige cuidados de elevada qualidade com menos recursos. Entretanto, os enfermeiros tentam prestar cuidados compassivos na sua prática, apesar de as organizações de cuidados de saúde não serem tão favoráveis. Verificou-se que facilitar a compaixão como um fenómeno interpessoal na prática diária é uma questão desafiadora que precisa de mais investigação ***(Zamanzadeh et al., 2018)***.

Importância do estudo

O contexto dos cuidados de saúde e de apoio está em constante mudança, com o aumento da esperança de vida das pessoas, o que resulta num maior número de idosos que necessitam de apoio. Atualmente, há mais idosos a viver em estabelecimentos colectivos. Para lhes proporcionar os melhores cuidados possíveis, é necessário avaliar as práticas actuais no contexto dos cuidados aos idosos, tendo em consideração as necessidades dos profissionais de saúde que prestam esses cuidados. Entretanto, os relatos dos meios de comunicação social parecem indicar que os actuais profissionais de saúde já não são compassivos nos cuidados prestados aos doentes, como o demonstra o aumento das queixas dos doentes e dos seus familiares sobre os maus padrões de cuidados. Uma vez que há pouco trabalho realizado sobre os cuidados compassivos no contexto cultural egípcio, o estudo deste fenómeno poderia proporcionar uma compreensão profunda dos cuidados compassivos a partir da perceção dos enfermeiros egípcios.

Objetivo do estudo

Este estudo tem por objetivo medir a perceção dos enfermeiros e dos doentes idosos sobre os cuidados compassivos na cidade de Beni-Suef.

Este objetivo será concretizado através dos seguintes objectivos:

1. Avaliar a atitude e a prática dos enfermeiros relativamente à prestação de cuidados compassivos a doentes idosos.
2. Avaliar a perceção dos doentes idosos sobre os cuidados compassivos prestados pelos enfermeiros.
3. Descobrir a relação entre os pontos de vista dos enfermeiros e dos doentes idosos.

Questões de investigação

1. Qual é a atitude dos enfermeiros relativamente à prestação de cuidados compassivos aos doentes idosos?
2. Como é que a prática dos enfermeiros se relaciona com a prestação de cuidados compassivos aos doentes idosos?
3. E quanto à perceção dos doentes idosos sobre os cuidados compassivos prestados pelos enfermeiros?
4. Existe uma relação entre as opiniões dos enfermeiros e dos doentes idosos?

CAPÍTULO II

REVISÃO DA LITERATURA

COMPASSÃO

DEFINIÇÕES

O conceito de compaixão deriva das tradições budistas e é definido como a sensibilidade ao sofrimento do próprio e dos outros, com o compromisso de se envolver no sofrimento e de o evitar. No entanto, pensa-se que as origens da compaixão são tanto inatas como aprendidas. A compaixão pode fazer parte de um estado de espírito natural que está instintivamente presente durante a prestação de cuidados aos doentes, ao passo que outras pessoas podem desenvolver lentamente a compaixão através da experiência de vida, da prática clínica e da realidade de que todos são susceptíveis a situações incertas como os doentes. Assim, a compaixão pode ser inata e também parcialmente cultivada. Em ambos os casos, a demonstração de compaixão para com outra pessoa flui frequentemente de forma muito natural e pode ser vista como rápida e fácil de incorporar nos cuidados de saúde ***(de Carvalho Barreto et al., 2020; Baker et al., 2018)***.

A compaixão é um conceito complexo que tem sido definido como uma consciência profunda do sofrimento do outro, juntamente com o desejo de o aliviar. A vulnerabilidade também leva alguém a agir com compaixão, a forma como nos relacionamos com os seres humanos. Implica reparar na vulnerabilidade de outra pessoa, experimentar uma reação emocional a essa vulnerabilidade e agir de alguma forma com ela, de um modo que seja significativo para as pessoas. É definida pelas pessoas que a dão e recebem e, portanto, os processos interpessoais que captam o que significa para as pessoas são um elemento importante da sua promoção ***(Tehranineshat et al., 2019, Valizadeh et al., 2018)***.

No Oxford English Dictionary, a compaixão é definida como (1) Sofrimento em conjunto com outro, participação no sofrimento; sentimento de companheirismo, empatia; (2) O sentimento de emoção quando uma pessoa é movida pelo sofrimento ou angústia de outra; (3) Emoção dolorosa, tristeza, pesar. A compaixão implica uma consciência profunda e uma forte vontade de tentar aliviar o sofrimento dos outros, uma presença empática ativa por parte dos outros e uma compreensão e apreciação da forma única de estar no mundo de uma pessoa ***(Hemberg e Wiklund Gustin, 2020)***.

Na literatura de enfermagem, foram destacadas muitas definições diferentes de compaixão. Devido à sua natureza subjectiva, a definição e a compreensão do verdadeiro significado da compaixão continuam a ser elusivas e complexas. A compaixão tem sido referida, de forma variável, como um sentimento; uma emoção ou sentimento; uma atitude; uma expressão altruísta; e uma virtude moral. As evidências sugerem que a compaixão requer uma variedade de competências, incluindo a perceção, o envolvimento, a ligação e a demonstração de humanidade e humildade ***(2016)***.

Para aumentar a complexidade, o termo "compaixão" também é utilizado indistintamente como "cuidado", "empatia", "bondade" e "simpatia". Talvez de forma contestável, tem-se argumentado que, enquanto a compaixão não for claramente definida, os enfermeiros não poderão reivindicá-la verdadeiramente como uma dimensão integral da prática profissional. Não surpreende que, dada a natureza subjectiva e complexa da compaixão, a sua medição seja difícil. A compaixão manifesta-se de forma diferente em contextos diferentes e tem significados diferentes para pessoas diferentes, pelo que existe o perigo de se medir simplesmente o que é fácil de quantificar nos cuidados compassivos, em vez de se medir o que é importante ***(Sims et al., 2020)***.

A compaixão também foi definida como o reconhecimento e o envolvimento com o nosso próprio sofrimento e com o sofrimento dos outros, juntamente com um profundo compromisso de trabalhar para aliviar e prevenir esse sofrimento. Esta definição destaca dois componentes psicológicos da compaixão que fornecem uma direção para a terapia. Em primeiro lugar, a compaixão envolve a motivação e a intenção de abordar, tolerar e envolver-se com o sofrimento. Em segundo lugar, existe um compromisso correspondente de tentar aliviar o sofrimento e procurar prevenir o sofrimento futuro ***(Cuppage et al., 2018***; ***Gilbert, 2015)***.

Os cuidados compassivos são definidos como um conjunto de quatro atributos: sabedoria, humanidade, amor e empatia, sendo que estes atributos podem ser expressos como a consciência de uma situação em que uma pessoa é vulnerável e está a sofrer. É o sentimento interior do sofrimento de outra pessoa com a motivação para ajudar e aliviar o sofrimento. Os cuidados de saúde compassivos caracterizam-se por relações baseadas na empatia, preocupação e respeito pelas pessoas, conhecimento contextualizado do doente como indivíduo dentro de uma rede de relações em casa e nas suas comunidades, comunicação eficaz nas interações, ao longo do tempo e em todos os contextos, e facilitação da participação dos doentes e das famílias nas decisões e nos cuidados ***(Blomberg et al., 2016; Rodriguez e Lown, 2019)***.

A auto-compaixão é conceptualizada como uma atitude que é relevante para todas as experiências pessoais de sofrimento e que implica três componentes que interagem entre si. Estes são a autoajuda versus auto-julgamento, um sentido de humanidade comum versus isolamento e atenção plena versus identificação excessiva. A autoajuda significa tratarmo-nos com ternura, carinho e compreensão perante o sofrimento e não com dureza e auto-julgamento. O sentido de humanidade comum refere-se ao facto de vermos os nossos fracassos e experiências dolorosas como parte da condição humana em geral, em vez de nos sentirmos isolados e excluídos. A componente de atenção plena envolve a manutenção de uma consciência equilibrada das experiências dolorosas, em vez de uma identificação excessiva com pensamentos e emoções dolorosas ***(López et al., 2018)***.

IMPORTÂNCIA DOS CUIDADOS DE ENFERMAGEM COMPASSIVOS

A compaixão é um sentimento profundo, provocado pelo facto de se testemunhar a dor ou a angústia dos outros. Isto parece ser verdade independentemente da disciplina de enfermagem. A maioria dos enfermeiros trabalha num ambiente em que está rodeada de adultos e crianças, que são afectados pela dor ou pela angústia, seja ela física ou emocional ***(Zhang et al., 2018; Ruiz-Fernández et al., 2020)***.

A compaixão pode ter um efeito direto na qualidade dos cuidados prestados aos doentes, de modo que estes avaliam normalmente a qualidade dos serviços com base na compaixão demonstrada pelo enfermeiro. A prestação de cuidados de enfermagem compassivos pode conduzir a uma maior satisfação dos doentes, a cuidados mais seguros, à poupança de tempo e de custos, a um sentimento de satisfação e de eficácia do pessoal, a uma maior confiança e a capacidades de adaptação do pessoal.

ATRIBUTOS DA COMPAIXÃO

Diferentes atributos como a sensibilidade, a dignidade e o respeito, a escuta e a resposta, a atenção, o confronto, o envolvimento, a ajuda, a presença e a compreensão e a ligação genuína têm sido associados à compaixão ***(Hemberg e Wiklund Gustin, 2020)***.

A compaixão, sendo um conceito complexo, tem muitos atributos. Um modelo específico de compaixão foi desenvolvido por ***Cole-King e Gilbert (2011)***. O modelo representa seis atributos principais da compaixão, incluindo a motivação para ser solidário com os outros, a capacidade de ser sensível ao sofrimento dos outros (sensibilidade), a resposta emocional à angústia dos outros (simpatia), a capacidade de suportar emoções difíceis (tolerância à angústia), estar no lugar dos outros e imaginar as suas necessidades (empatia) e aceitar a angústia de uma pessoa sem julgar a sua dor (não julgamento). Noutro estudo, a escuta ativa de necessidades do paciente, preservar a dignidade do paciente e antecipar suas ansiedades são descritos como outros atributos do cuidado compassivo ***(Tehranineshat et al., 2019)***.

Por outro lado, o cuidado de enfermagem compassivo do ponto de vista do paciente é caracterizado por ser atencioso e preciso ao lidar com os problemas do paciente, estar comprometido em perceber e trabalhar para aliviar a dor do paciente, mantendo um relacionamento respeitoso com o paciente ***(Dalvandi et al., 2019)***.

Uma vez que os cuidados de enfermagem compassivos são um conceito subjetivo, complicado, multidimensional e de base cultural afetado pelos valores e pela estrutura sociopolítica da sociedade, o acordo entre as expetativas dos doentes e a interpretação dessas expetativas pelo enfermeiro é um elemento central na prestação de cuidados de qualidade e adequados ***(Dalvandi et al., 2019)***.

Simpatia, empatia e compaixão são termos intimamente relacionados. São muitas vezes utilizados indistintamente no âmbito da política, da prestação e da investigação em matéria de cuidados de saúde para descrever algumas das qualidades humanas que os doentes desejam nos seus prestadores de cuidados de saúde *A simpatia* tem sido definida na literatura sobre cuidados de saúde como uma reação emocional de piedade perante o infortúnio de outrem, especialmente daqueles que são vistos como sofrendo injustamente. Em contrapartida, *a empatia* tem sido definida como a capacidade de compreender e reconhecer com exatidão os sentimentos de outrem, conduzindo a uma resposta sintonizada do observador ***(Sinclair et al)***.

De um modo geral, os investigadores identificam dois tipos de empatia: a empatia cognitiva (reconhecimento e compreensão de uma situação angustiante com base num sentido de dever) e a empatia afectiva, que, embora contenha cada um dos elementos da empatia cognitiva, se estende a um reconhecimento e compreensão da situação de uma pessoa, "sentindo com" a pessoa, como mostra a Figura I ***(Sinclair et al., 2017b)***.

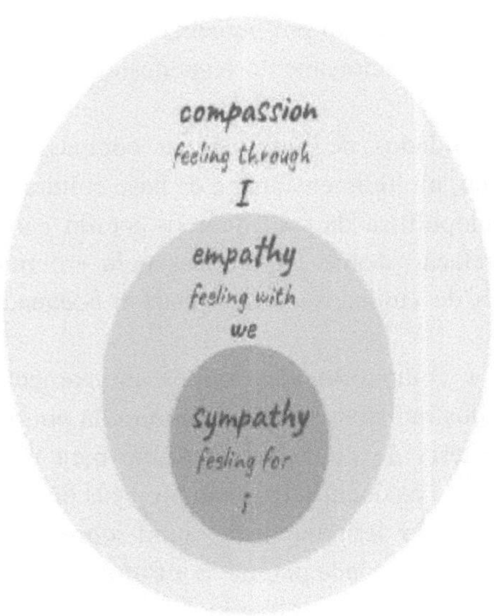

Mcyc Nova, mindbalance.co.nz

Figure I. Simpatia, empatia e compaixão

Etimologicamente, "*compaixão*" significa "sofrer com" e foi definida como "uma consciência profunda do sofrimento do outro, associada ao desejo de o aliviar". A simpatia posicionou os indivíduos como "estranhos" no encontro clínico; a compaixão e a empatia colocaram os respondentes numa posição mais vulnerável ao lado (empatia) e dentro do sofrimento (compaixão) ***(de Carvalho Barreto et al., 2020)***.

Para desenvolver um "eu" compassivo, é necessário adotar duas mentalidades ou "psicologias", que englobam uma multiplicidade de atributos e competências de compaixão. A *primeira mentalidade* envolve a motivação e a capacidade de reparar, envolver-se e dar sentido ao sofrimento do próprio e dos outros (ou seja, sensibilidade ao sofrimento). Nesta dimensão, distinguem-se seis atributos. São eles (1) *cuidar do bem-estar*, a motivação/disposição para lidar com o sofrimento e/ou facilitar o florescimento; (2) *sensibilidade*, ou capacidade de reconhecer o sofrimento; (3) *simpatia*, sentir-se emocionalmente ligado ao sofrimento; (4) *tolerância à angústia*, capacidade de permanecer e tolerar em vez de evitar ou negar as emoções evocadas pelo sofrimento; (5) *empatia*, capacidade de se afastar e compreender o sofrimento; e (6) *não julgamento*, capacidade de adotar uma abordagem de aceitação, não crítica e não condenatória ***(Sommers-Spijkerman et al., 2019)***.

A *segunda mentalidade de compaixão* envolve as competências e a sabedoria para empreender acções no sentido de prevenir ou aliviar o sofrimento do próprio e dos outros. Isto requer seis competências transformadoras, incluindo: (1) *atenção compassiva*, a capacidade de prestar atenção ao que é útil e solidário; (2) *raciocínio compassivo*, a capacidade de usar padrões de pensamento solidários; (3) *comportamento compassivo*, a capacidade de atuar sobre o sofrimento de forma a aliviar a angústia e facilitar o desenvolvimento e o crescimento; 4) *imagens de compaixão*, capacidade de aplicar imagens e práticas semelhantes à meditação para cultivar emoções afiliativas ; 5) *sentimento de compaixão*, capacidade de experimentar emoções ligadas à compaixão; e 6) *sensação de compaixão*, capacidade de gerar estados físicos conducentes à compaixão ***(Arimitsu, 2016)***.
A literatura identifica a compaixão nos cuidados de saúde como sendo composta por cinco atributos definidores (Figura II). Embora estes ocorram sequencialmente e cada atributo precise de ocorrer, o indivíduo que deve demonstrar compaixão pode precisar de se mover entre os atributos, dependendo da situação ***(Taylor et al., 2017)***.

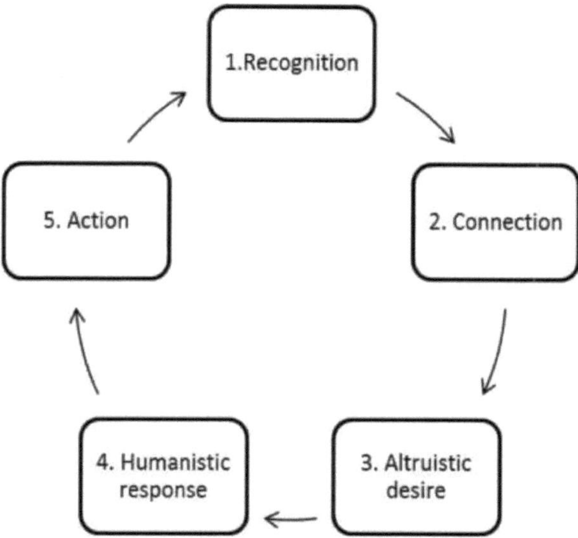

Figure II. Cinco atributos sequenciais da compaixão e da resposta compassiva (Taylor A., et al., 2017)

O reconhecimento é o reconhecimento cognitivo das circunstâncias adversas, do bem-estar físico, psicológico ou emocional do outro. *A ligação pessoal* com o outro é baseada num pensamento automático, autêntico e genuíno. *O desejo altruísta* é o de ajudar o outro. ***Humanista***, de pessoa para pessoa, é a compreensão do que é ser humano. ***A ação*** é a realização de um ato ou de um comportamento reativo. A Figura III identifica os antecedentes para cada um dos cinco atributos da compaixão identificados na Figura II ***(Strauss et al., 2016; Taylor et al., 2017)***.

Os comportamentos compassivos incluem a realização e conclusão de quaisquer tarefas padrão exigidas como parte do percurso e tratamento do doente, porque garantir que todos os componentes do processo foram concluídos antes das consultas evita que o doente enfrente o sofrimento adicional de esperar, preocupar-se com atrasos e recear as consequências que esses atrasos podem ter no seu prognóstico. Os doentes querem que os profissionais de saúde compreendam e apreciem o impacto que o seu problema atual (diagnóstico, luto, tratamento, etc.) está a ter nos rudimentos físicos, emocionais e sociais da sua vida ***(Sommers-Spijkerman et al., 2018b)***.

A prática de tarefas elementares é considerada compassiva quando realizada de tal forma que a dignidade do paciente é mantida e considerada primordial ***(Matos et al., 2017)***. Um dos cinco atributos que definem a compaixão é uma ligação pessoal entre as duas partes. Muitas vezes, esta baseia-se na partilha de experiências, conhecimentos ou compreensão da situação atual. No entanto, há ressalvas a este respeito, uma vez que é necessário algum nível de limite profissional para que os profissionais de saúde possam tomar decisões equilibradas e informadas sobre os cuidados que prestam.

fornecer que não são baseados em eventos emotivos, crenças ou sentimentos anteriores ***(Sommers Spijkerman et al., 2018a)***.

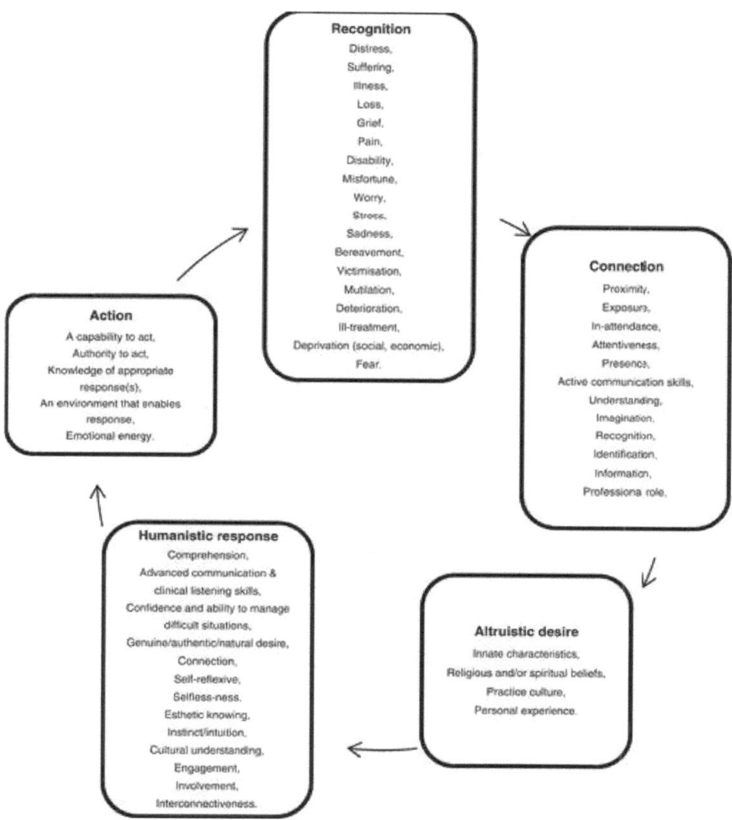

Figure III. Os atributos que definem a compaixão e os seus antecedentes (Taylor A., et al., 2017)

Os enfermeiros definiram e caracterizaram os cuidados compassivos como um fenómeno que não existe por si só, mas que está intimamente relacionado e ligado a outros conceitos que representam valores-chave na prática de enfermagem. Os enfermeiros descreveram o cuidado compassivo como um fenómeno centrado na empatia, que constitui o impulso moral para o enfermeiro exercer o seu comportamento de cuidado humano. Está diretamente ligado e operacionalizado juntamente com outros componentes, incluindo o desejo de aliviar o sofrimento dos pacientes, abordando as necessidades de cuidados individualizados, utilizando a comunicação terapêutica e reconhecendo e promovendo benefícios mútuos ***(Su et al., 2020)***.

Os enfermeiros descreveram ainda os cuidados compassivos como um fenómeno que ocorre no ambiente da prática clínica, onde pode ser iniciada uma relação terapêutica entre um enfermeiro e um doente. Factores como a modelação de papéis pelos enfermeiros da equipa, a liderança dos enfermeiros administrativos e a carga de trabalho da unidade podem influenciar esta relação e moldar o comportamento de cuidados compassivos de um enfermeiro, conforme ilustrado na Figura IV ***(Su et al., 2020)***.

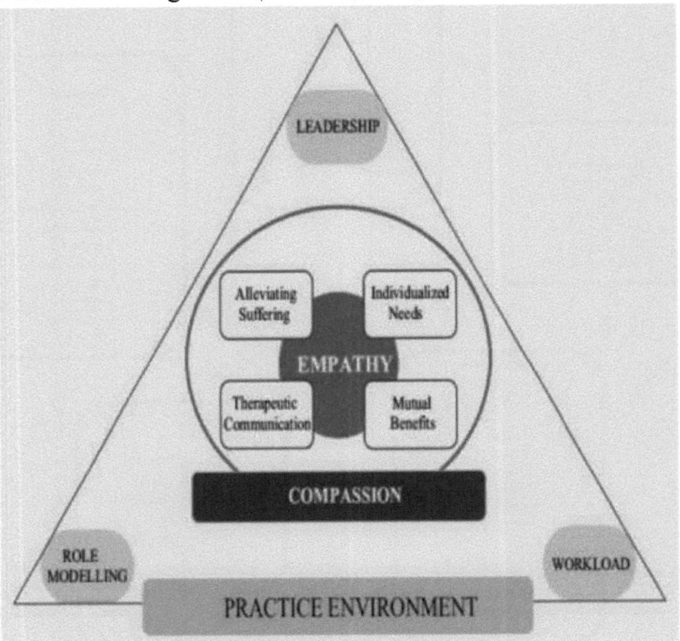

Figure IV. Quadro concetual dos cuidados compassivos (Su J.J., et al.,2020)

FACTORES QUE REFORÇAM/INIBEM A COMPAIXÃO

Satisfação com a compaixão

A satisfação com a compaixão (SC) resulta das recompensas emocionais de cuidar de outra pessoa num contexto de cuidados de saúde; os médicos sentem uma sensação de retorno ou incentivo ao verem uma mudança para melhor nos doentes e nas famílias. É visto como a alegria, o objetivo e o significado que derivam do trabalho como prestador de cuidados. Incorpora os aspetos positivos do trabalho que ajudam a nutrir um clínico ***(Mooney et al., 2017; Al-Majid et al., 2018)***.

Fadiga da compaixão

A fadiga por compaixão é vista como uma forma única de burnout que afecta as pessoas que desempenham funções de prestação de cuidados. A fadiga por

compaixão é vista como os efeitos negativos relacionados com o facto de se testemunhar o trauma, a dor e o sofrimento dos doentes. As suas caraterísticas incluem irritabilidade, fadiga crónica, medo de ir para o trabalho, agravamento de doenças físicas e falta de prazer na vida. Por sua vez, o burnout foi recentemente definido como uma síndrome de exaustão emocional, despersonalização e falta de realização pessoal no trabalho, sendo que estas caraterísticas se desenvolvem como resultado da exposição continuada a factores de stress no trabalho ***(Kelly e Lefton, 2017; Tanaka et al., 2020; Jakimowicz et al., 2018; Ruiz-Fernández et al., 2020)***.
Outros sinónimos de FC incluem "esgotamento da empatia", "traumatização vicária" ou "stress traumático secundário", todos eles criando algum grau de confusão concetual. No entanto, a FC é um conceito de relevância documentada para os profissionais de enfermagem e representa uma incapacidade básica de nutrir os outros e engendra um componente temporal ***(Nolte et al., 2017)***.
A literatura relacionada com a FC adere essencialmente ao "fenómeno como um estado de exaustão dependente de uma relação de cuidado" com perda de capacidade de coping face à exposição continuada ao sofrimento e morte do doente. Assim, os profissionais que sofrem de FC podem experienciar sentimentos de medo ou receio ao interagir com os doentes que cuidam, o que pode levar a comportamentos de evitamento na relação profissional-doente ***(Ruiz-Fernández et al., 2020)***.
As opiniões variam quanto às causas da fadiga por compaixão; os factores identificados como estando ligados ao desenvolvimento da fadiga por compaixão incluem barreiras sistémicas, falta de apoio, perda da capacidade de nutrir, aumento das tecnologias médicas sofisticadas, aumento das responsabilidades e incapacidade de corresponder às expectativas ***(Yu et al., 2016)***.

Facilitadores pessoais

Os facilitadores pessoais referem-se a factores relacionados com a personalidade dos enfermeiros e ajudam a melhorar os cuidados compassivos. Estes factores são as caraterísticas de personalidade, as atitudes e valores e a visão holística. As caraterísticas de personalidade dos enfermeiros podem conduzir à intimidade, empatia e comunicação entre enfermeiros e doentes e proporcionar uma visão holística do problema do doente. O rastreio da personalidade, o desenvolvimento de relações positivas e os programas de gestão sem stress que se centram nos traços de personalidade de agradabilidade, extroversão e conscienciosidade são os determinantes da satisfação com a compaixão entre os enfermeiros. O apoio no local de trabalho para enfermeiros que se concentram no traço de personalidade de estabilidade emocional e no aumento da conexão social pode ajudar a evitar a possível exacerbação da fadiga por compaixão no trabalho *(Mulasso et al., 2017; Chen et al., 2018; Cheng et al., 2020)*.

Factores socioculturais

Os factores socioculturais incluem a existência de um modelo de comportamento compassivo e de uma linguagem comum entre enfermeiros e doentes. Um estudo afirma que a falta de um modelo organizacional positivo constitui um obstáculo aos cuidados holísticos. Uma linguagem comum entre o enfermeiro e o doente desempenha um papel facilitador da compaixão. A falta de uma linguagem comum entre enfermeiros e pacientes é uma barreira na comunicação com os pacientes (*Babaei et al., 2017)*.

Factores organizacionais

A natureza dos cuidados baseados na compaixão também pode ser afetada por factores organizacionais, que mostraram que, embora os enfermeiros e os doentes tentem estabelecer uma relação orientada para o doente, alguns factores como a cultura, as requisições e a carga de trabalho pesada na prática podem limitar a comunicação centrada nos problemas. A atenção às necessidades e pedidos dos enfermeiros conduziria à atenção dos enfermeiros a todas as necessidades dos doentes *(Adult Inpatient Survey, 2017Babaei et al., 2017)*.

Factores relacionados com o trabalho

Um estudo envolvendo enfermeiros oncológicos encontrou os anos de experiência profissional e o trabalho em hospitais secundários como fatores que influenciam a ocorrência de FC *(Yu et al., 2016)*. A idade, o sexo, o estado civil, a antiguidade, os anos de experiência e os turnos são variáveis que podem estar relacionadas com a FC e a SC em enfermeiros pediátricos e de cuidados intensivos *(Sacco et al., 2015; Roney e Acri, 2018; Yilmaz e Üstün, 2018)*.

Iniciadores Facilitadores

Esta categoria inclui factores que iniciam o processo de cuidados compassivos. Esta categoria contém três subcategorias, nomeadamente, o sofrimento do doente, a comunicação e as necessidades emocionais e psicológicas. As conversas dos doentes sobre o seu estado e condição física mantiveram a relação entre os enfermeiros e os doentes. Na verdade, por um lado, a atitude dos enfermeiros em relação ao paciente como uma pessoa que precisa de cuidados e, por outro lado, a crença dos enfermeiros sobre a importância do cuidado compassivo como a ação de enfermagem mais importante produz uma resposta oportuna às necessidades dos pacientes e mantém uma interação mínima *(Wittenberg et al., 2020)*.

CONDIÇÕES PARA A COMPAIXÃO

São necessárias três condições essenciais para a compaixão. Em primeiro lugar, o infortúnio que ocorre ao sofredor deve ser visto como uma séria ameaça ao bem-estar da pessoa. Em segundo lugar, o sofrimento deve parecer imerecido. Por fim, as pessoas compassivas devem acreditar que são susceptíveis de um sofrimento ou vulnerabilidade semelhantes. A consciência de que ser vulnerável aos infortúnios dos outros pode levar-nos a reconhecer o quão vital é o bem-estar de outra pessoa ***(Hubbard et al., 2016)***.

ESTRATÉGIAS PARA PROMOVER OS CUIDADOS COMPASSIVOS

A compaixão é evidente na literatura científica e nas ciências humanas. Tem uma base evolutiva, marcando um ponto no desenvolvimento humano em que podíamos pensar nos sentimentos dos outros. Como consequência, os seres humanos foram capazes de cuidar dos necessitados e de demonstrar preocupação por eles. Isto mostra o aspeto relacional da compaixão, que exige uma compreensão e uma ligação com o outro ***(Tierney et al., 2017)***.

O modelo de fluxo de cuidados compassivos (Figura V) reconhece a forma como os cuidados compassivos são prestados em contextos de cuidados de saúde ao longo de um continuum e podem ser afectados por uma gama complexa de factores interpessoais e organizacionais. Estes factores influenciaram a compaixão profissional, que pareceu dinamizar o fluxo de cuidados compassivos e foi impulsionada por um desejo inato de ajudar os outros no âmbito de objectivos e expectativas relacionados com o trabalho. O modelo mostra que, embora a compaixão esteja normalmente relacionada com um indivíduo, quando aplicada aos cuidados de saúde é social, dada e recebida num ambiente específico e moldada por fazer parte de uma comunidade profissional ***(Tierney et al., 2017)***.

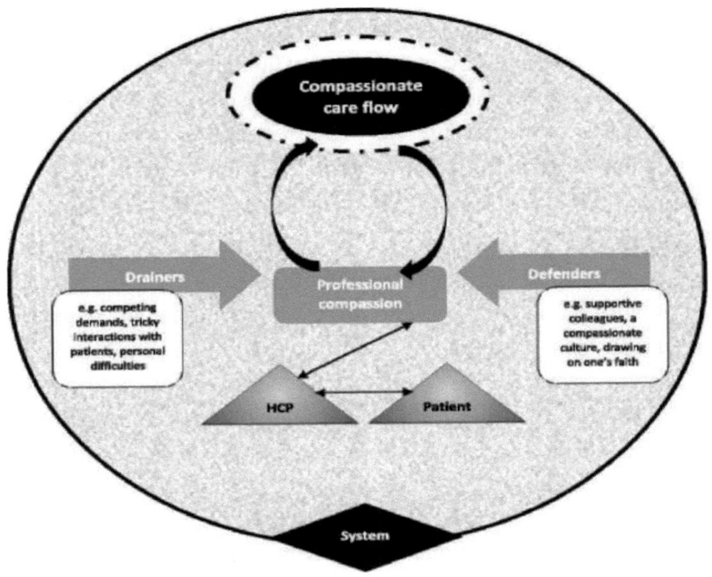

Figure V. fluxo de cuidados compassivos (Tierney S., et al., 2017)

Os hospitais e as clínicas são ambientes de trabalho atarefados e intelectualmente exigentes; as práticas de meditação que melhoram a função cognitiva podem ajudar os médicos a processar a informação de forma mais eficaz e melhorar os resultados para os doentes. Através da prática regular de meditação geradora de emoções positivas, os médicos podem experimentar repetidamente sentimentos pró-sociais e reforçar gradualmente as suas redes de apoio, acabando por sentir emoções positivas, o que pode levar a uma resiliência que pode reduzir a fadiga da compaixão ou o esgotamento ***(Rao e Kemper, 2017)***.

Os tipos de meditação geradora de emoções positivas incluem a meditação centrada na gratidão; a meditação centrada nas palavras positivas ou sagradas; e a meditação centrada na bondade amorosa/compaixão (utilizando a bondade amorosa e a consciência do sofrimento dos outros e do nosso sofrimento também, para estar no momento presente) ***(Behan, 2020)***.

A meditação refere-se geralmente a uma prática formal que pode acalmar a mente e aumentar a consciência de nós próprios, da nossa mente e do nosso ambiente ***(Behan, 2020)***. O envolvimento em práticas ou intervenções de meditação mindfulness (especialmente durante longos períodos) está intimamente associado a aumentos de auto-atitudes positivas, como o não apego (ou aceitação), a auto-compaixão (ou seja, auto-bondade, não auto-crítica), a equanimidade (não indiferença), e a tornar-se mais compassivo consigo próprio e igualmente com os outros *(Xiao et al., 2017)*.

A nível individual, existem muitas estratégias para expressar compaixão pelos doentes. Algumas surgem mais naturalmente, enquanto outras precisam de ser praticadas e cultivadas como se segue.

Foco na comunicação

Praticar a escuta ativa evitando outras distracções nem sempre é fácil num ambiente de cuidados de saúde e demonstrar que o enfermeiro está a ouvir o que o doente está a dizer. Uma tática eficaz pode ser repetir o que o enfermeiro ouviu e confirmar com a pessoa se foi isso que ela quis dizer. Também é bom utilizar uma linguagem corporal atenta, sorrindo, estabelecendo contacto visual, acenando com a cabeça em sinal de reconhecimento quando o doente está a falar, ou talvez (se o doente se sentir confortável com isso) dando uma palmadinha tranquilizadora na mão ou no ombro. Mesmo um tom de voz calmo e uniforme pode ser altamente eficaz ***(Kirby et al., 2017)***.

Mostrar honestidade

Fale abertamente com os doentes quando for apropriado e faça o melhor para responder às suas perguntas com franqueza e respostas diretas numa linguagem simples. Isto contribuirá em grande medida para inspirar confiança. É comum que os doentes procurem um enfermeiro para obter informações, dado que o seu acesso aos médicos tende a ser por períodos mais curtos durante uma visita ao consultório ou uma estadia no hospital ***(Kirby, 2016)***.

Demonstrar respeito

Os doentes podem sentir-se perturbados por estarem fora do seu ambiente normal e podem sentir-se menos capacitados. É essencial ajudá-los a manter alguma modéstia e dignidade, uma vez que têm menos controlo sobre o que está a acontecer. O respeito é algo que o enfermeiro pode facilmente demonstrar, utilizando o nome do doente quando fala com ele, respondendo prontamente às perguntas que este lhe coloca e levando a sério as preocupações que este possa partilhar ***(Andrews et al., 2020)***.

Existem pelo menos seis intervenções atualmente apoiadas empiricamente que se centram no cultivo da compaixão: Terapia Focada na Compaixão (TFC), Autocompaixão Consciente, Treino de Cultivo da Compaixão, Treino de Compaixão de Base Cognitiva, Cultivar o Equilíbrio Emocional e Meditações de Compaixão e Bondade Amorosa. Foram desenvolvidos outros programas de compaixão, mas ainda não foram avaliados em ensaios clínicos aleatórios ou estão atualmente a ser avaliados. De todas as intervenções, o CFT foi o mais avaliado e é o mais apropriado para uso em populações clínicas ***(Kirby, 2017)***.

MEDIR A COMPAIXÃO NOS CUIDADOS DE SAÚDE

Foram desenvolvidas algumas medidas para medir a compaixão. Estas incluem a competência dos enfermeiros (Compassion Competence Scale), os relatos dos doentes sobre a compaixão nos cuidados recebidos (Compassion Scale, Compassionate Care Assessment Tool) e a Compassion Practices Scale, uma medida de apoio organizacional aos cuidados compassivos ***(Sinclair et al., 2017b).***

No entanto, as percepções dos doentes sobre a compaixão não são rotineiramente medidas na prática real. Este facto torna difícil identificar lapsos ou melhorar o desempenho, fornecendo feedback aos profissionais de saúde para melhorar a expressão da sua compaixão para com os doentes e os seus familiares ***(Rodriguez e Lown, 2019).***

Sinclair et al. (2017a) desenvolveram o Compassionate Care Assessment Tool (CCAT) para avaliar elementos de cuidados de enfermagem compassivos num contexto hospitalar agudo. Esta ferramenta combina os constructos de compaixão e cuidado para medir os comportamentos e ações de enfermagem que são considerados compassivos.

ADULTOS MAIS VELHOS

A percentagem da população nacional com mais de 65 anos tem vindo a aumentar nos últimos 10 anos e continuará a aumentar nos próximos 20 anos, devido à melhoria da esperança de vida e ao baby boom do pós-2ª Guerra Mundial. A partir de 2030, o número de adultos com mais de 85 anos aumentará rapidamente. Até 2050, o número de adultos com mais de 80 anos em todo o mundo triplicará em relação aos números de 2015 ***(Jaul e Barron, 2017; Kingston et al., 2018).***

O quadro comum para descrever as diferentes populações de adultos mais velhos é "jovem-velho", "velho" e "idoso". Os "jovens idosos" são pessoas na casa dos 60 e início dos 70 anos que são activas e saudáveis. Os "velhos" são pessoas na casa dos 70 e 80 anos que têm doenças crónicas e estão a abrandar com alguns sintomas incómodos. Os "velhos" ou "idosos" estão frequentemente doentes, incapacitados e talvez mesmo à beira da morte ***(Jaul e Barron, 2017).***

Os adultos mais velhos valorizam o facto de se sentirem saudáveis e não limitados pela sua condição física, de serem capazes de se desenrascar sozinhos, de manterem a dignidade e não se sentirem um fardo, de passarem o tempo a fazer actividades que lhes tragam um sentido de valor e envolvimento, de terem relações próximas que os façam sentir apoiados e que lhes permitam significar algo para os outros, de olharem para o lado positivo da vida, de se sentirem em paz, de se sentirem ligados e de experimentarem a fé e o autodesenvolvimento a partir de crenças, rituais e reflexão interior, de se sentirem seguros em casa e de viverem num bairro agradável e acessível e de não se sentirem limitados pela sua situação financeira ***(van Leeuwen et al, 2019).***

NECESSIDADES DE CUIDADOS DE SAÚDE DOS IDOSOS

As pessoas estão a viver mais tempo; no entanto, não estão necessariamente a gozar de boa saúde e bem-estar à medida que envelhecem. À medida que envelhecem, muitos idosos vivem com um número crescente de problemas de saúde complexos que afectam negativamente o seu funcionamento quotidiano e a sua qualidade de vida global. Para alguns indivíduos e grupos de adultos mais velhos, estes problemas são ainda agravados por factores relacionados com os determinantes sociais e estruturais da saúde ***(Northwood et al., 2017)***.

Os dados demonstram que a possibilidade de envelhecer em casa ou num ambiente da sua escolha na comunidade e a manutenção da independência funcional são prioridades fundamentais para os idosos. Para as pessoas com CCM, que vivem com problemas de saúde complexos que dificultam o seu funcionamento quotidiano, envelhecer em casa pode ser significativamente mais desafiante e estes indivíduos dependem frequentemente do apoio de amigos e/ou cuidadores familiares para completar as actividades da vida diária ***(Organização Mundial de Saúde [OMS], 2015; Donnelly et al., 2016)***.

Os cuidadores de idosos com CCM enfrentam frequentemente desafios ao seu próprio bem-estar financeiro, emocional e psicológico, e também necessitam de apoio social e médico. Entretanto, as experiências de envelhecimento dos adultos mais velhos podem variar muito e esses diversos indivíduos e grupos de adultos mais velhos com CCM e seus cuidadores têm necessidades únicas de cuidados de saúde e sociais ***(Commisso et al., 2017)***.

A combinação de multimorbilidade, fragilidade relacionada com a idade e doença aguda coloca os idosos em risco acrescido de resultados adversos. Estes incluem a dependência a longo prazo, o internamento num lar de idosos e a morte. A fragilidade ("definida como a incapacidade de resistir a uma doença ou insulto sem perda de função") é caracterizada por síndromes de fragilidade típicas (quedas, mobilidade reduzida, aumento da confusão, etc.) ***(Duggleby et al., 2016; Williams et al., 2016; Ellis et al., 2017)***.

Os pontos de vista dos doentes mais velhos sobre o que é importante para eles em termos de saúde estão largamente por explorar. Um estudo qualitativo examinou as prioridades de saúde de diferentes populações de doentes (osteoartrite, multimorbilidade) e determinou que as doenças com deficiências funcionais subjacentes e o risco de dependência futura são as mais importantes. Noutra análise qualitativa, os doentes deram prioridade às doenças preocupantes, às complicações e às doenças potencialmente incapacitantes ***(Schoenberg et al., 2019)***.

Além disso, uma experiência de escolha discreta revelou que as prioridades variam em função das circunstâncias pessoais e dos valores de vida. Os poucos estudos sobre objectivos e valores de vida neste grupo etário indicam que é importante sentir-se bem, estar ligado, fazer uso das suas capacidades, ser independente e interpretar a vida pessoal como uma construção de sentido ***(Tinetti et al., 2018***; ***Naik et al., 2016; Lim et al., 2017)***.

A necessidade de abordagens mais centradas na pessoa para a prestação de serviços foi destacada em muitos dos artigos analisados por adultos mais velhos e seus cuidadores. Os adultos mais velhos queriam ser vistos como uma pessoa e não apenas como um número. Destacaram a necessidade de uma comunicação centrada no paciente e de serem envolvidos nas decisões de tratamento e de se sentirem ouvidos durante as suas interações com os profissionais de saúde. ***(Bunn et al., 2017).***

PROBLEMAS ÉTICOS

Muitos dos problemas éticos quotidianos nos cuidados continuados têm a ver com os conceitos de autonomia, privacidade e integridade. A concretização da autonomia, quando esta se refere a decisões e actividades baseadas nas escolhas do próprio indivíduo, envolve problemas conceptuais e práticos. Estes problemas devem-se, em primeiro lugar, às caraterísticas externas dos cuidados de longa duração e das suas rotinas, bem como à sua natureza paternalista. Em segundo lugar, há também factores internos relacionados com o envelhecimento (por exemplo, problemas de visão e de audição) que restringem a autonomia do indivíduo. Além disso, a redução da força, as doenças e as alterações cognitivas podem prejudicar a autonomia ***(Hajek et al., 2018; Lindsey Jacobs et al., 2019)***.

Os dicionários explicam a autonomia como liberdade, independência, autodeterminação e autogoverno. A liberdade diz respeito à capacidade de agir sem constrangimentos externos ou internos, enquanto a autonomia diz respeito à independência e à autenticidade dos desejos que levam a pessoa a agir em primeiro lugar. A independência é a capacidade de um agente agir de acordo com a moralidade objetiva e não sob a influência dos desejos dos outros. A perceção de que a autonomia pode ser explicada como sendo independente do controlo externo ou da influência dos outros; ser autónomo significa ser capaz de desfrutar de relações produtivas e facilitadoras com os outros, em vez de estar sujeito aos efeitos deletérios do poder ***(Webkamigad et al., 2020)***.

A autonomia é o direito de autodeterminar ou autogovernar os seus interesses, objectivos e valores, bem como a sua conceção de uma vida boa, sem interferências injustificadas. Liberdade, independência e autodeterminação são termos que definem a autonomia, mas acrescentam que a autonomia é "equivalente a dignidade, integridade, individualidade, responsabilidade e autoconhecimento, ao mesmo tempo que contém as qualidades de autoafirmação, reflexão crítica e conhecimento dos próprios interesses"

(McGilton et al., 2018).

As pessoas que sentem que a vida já não tem valor, significado ou objetivo são mais susceptíveis de sentir que se tornaram um fardo para os outros, e os doentes que sentem que são pouco mais do que um fardo podem começar a questionar o sentido da sua existência. Para corrigir a "incongruência", ou seja, a separação entre a humanidade e a compaixão e a prestação de cuidados de saúde, é necessário que "o tratamento da doença ocupe o seu devido lugar no problema mais vasto dos cuidados ao doente" ***(Tisminetzky et al., 2017; Hunold et al., 2016)***.

Quanto mais os prestadores de cuidados de saúde puderem afirmar o valor do doente, ou seja, ver a pessoa que ele é ou foi, em vez de apenas a doença que tem, maior será a probabilidade de o sentido de dignidade do doente ser mantido. Esta descoberta, e a ligação íntima entre a afirmação do prestador de cuidados e a auto-perceção do doente, sublinha a base dos cuidados que preservam a dignidade ***(Taylor et al., 2019)***.

Além disso, alguns idosos interiorizam as crenças e atitudes em relação à velhice que estão difundidas na cultura em geral. Quando as pessoas mais velhas assumem caracterizações negativas do envelhecimento e da dependência, e experimentam algum declínio nas suas capacidades, o resultado pode ser uma diminuição do sentido de autoestima e de auto-confiança. A crença de que não se é competente, ou que se deve depender fortemente de outros para tomar decisões em seu nome, pode tornar-se auto-realizável ***(Nielsen et al., 2016; Marks et al., 2020)***.

A institucionalização pode, por si só, contribuir para um sentimento de autonomia reduzida, especialmente nos casos em que os doentes se opõem fortemente à ideia de viver numa instituição para o resto das suas vidas, mesmo à custa da sua saúde e segurança. Existem vários outros problemas quotidianos, como a medida em que os doentes podem influenciar o seu programa diário, incluindo a alimentação, os cuidados de higiene pessoal, o vestuário e a liberdade de movimentos. Neste contexto, os papéis dos familiares e dos enfermeiros como defensores dos doentes são cruciais ***(Hajek et al., 2017)***.

Sabe-se que a privacidade é extremamente importante para as pessoas idosas que vivem em instituições. O espaço pessoal ou território é um aspeto fundamental da privacidade. A perda de privacidade é particularmente significativa quando os idosos se tornam residentes permanentes, e muitas vezes dependentes, e precisam de mais ajuda em actividades muito pessoais. Os doentes sentem-se ofendidos se um enfermeiro se intrometer no seu espaço pessoal, tocando-lhes ou expondo-os sem pedir autorização. Foi demonstrado que tais intrusões estão associadas à submissão. Os doentes cujo espaço pessoal é violado durante o tratamento podem consentir nos procedimentos sem fazer perguntas, sentindo-se muito como destinatários passivos dos cuidados ***(Tao et al., 2018)***.

Os problemas éticos foram descritos com referência à importância de respeitar a dignidade do doente, a sua autodeterminação, as suas opiniões pessoais, o seu espaço pessoal e a sua propriedade, e de ter em conta a cultura e a família do doente. As violações da integridade física do doente, por exemplo, o não fornecimento de vestuário adequado, também podem ter efeitos adversos na integridade do doente. Especialmente em situações em que os pacientes estão indefesos e altamente dependentes de outros para o cuidado, as violações da integridade tendem a dar origem a problemas éticos na enfermagem ***(Thompson et al., 2016)***.

Investigações anteriores mostraram que a manutenção da integridade é mais problemática em doentes com capacidades de comunicação e autoridade de decisão reduzidas. A integridade é definida como um estado de plenitude, que dá ao indivíduo a sensação de estar no controlo da sua própria vida. Cada indivíduo tem um espaço pessoal e privado cujos limites são definidos por si próprio, e este espaço deve ser respeitado na interação social. A integridade é frequentemente associada ao respeito pela dignidade humana e ao facto de não ser perturbado nem ferido Os pacientes conceptualizaram a integridade em termos de respeito próprio, dignidade e confiança, e também em termos da relação com os outros e com o eu social ***(Selman et al., 2017)***.

Os problemas éticos relativos à integridade psicológica têm a ver com o tratamento ofensivo ou depreciativo e com a falta de auto-determinação e de informação. As formas de tratamento ofensivo incluem comportamentos inadequados ou rudes e negligência. Este tipo de comportamento foi manifestado sobretudo pelo pessoal temporário de curta duração e sem formação. De acordo com os doentes, o tratamento inadequado deu origem à experiência de uma perda de dignidade humana ***(Kane e de Vries, 2017; Boddington e Featherstone, 2018)***.

Relativamente à integridade social, as experiências dos doentes incluem a solidão e o isolamento social. Os doentes raramente têm colegas de quarto com quem possam falar, e os enfermeiros têm muito pouco tempo para dedicar aos doentes para além das suas rotinas. Além disso, os doentes não têm qualquer hipótese de manter contacto com a vida fora da instituição porque ninguém está disponível para os levar a sair ***(Rijnaard et al., 2016)***.

CUIDADOS COMPASSIVOS E OS IDOSOS

Os cuidados residenciais referem-se aos cuidados a longo prazo que um adulto recebe num ambiente residencial, por oposição ao hospital ou à casa do doente.

Os cuidados para adultos mais velhos são criados para cuidar de adultos com mais de 65 anos. Os cuidados a adultos idosos são vistos como uma gama de serviços prestados a pessoas idosas que necessitam de assistência nas actividades básicas da vida diária, incluindo assistência para entrar e sair da cama, tomar banho, vestir-se e comer. No contexto residencial, estes cuidados são prestados por profissionais, como enfermeiros gerais registados e assistentes de saúde ***(Dalvandi et al., 2019)***.

PERSPECTIVAS DOS DOENTES SOBRE A COMPAIXÃO

Os doentes definiram a compaixão como "uma resposta virtuosa que procura abordar o sofrimento e as necessidades de uma pessoa através da compreensão e da ação relacional" ***(Sinclair et al., 2017b)***. *Um* estudo relatou cinco temas inter-relacionados das visões dos pacientes sobre a compaixão. Assim, a compaixão é uma construção multidimensional, relacional e dinâmica expressa através das virtudes inatas e incorporadas (*Virtudes* e *Resposta virtuosa)*; um desejo de compreender uma pessoa e as suas necessidades *(Procurar compreender)*, comunicação verbal e não verbal (*Comunicação relacional),* e ação que aborda as necessidades do doente (*Atender às necessidades)*. Os temas mais associados aos cuidados compassivos nos cuidados de longa duração foram a honestidade, o amor, a paciência, a gentileza, a bondade, a genuinidade, a compreensão, a tranquilidade, o respeito e a dignidade ***(Smith-MacDonald et al., 2019)***.

A dimensão ética do sofrimento do doente em resultado dos cuidados de saúde foi entendida como uma atitude e uma ação que ocorreram no âmbito da relação de prestação de cuidados. Os doentes consideraram que o sofrimento, neste sentido, resultava do facto de a relação enfermeiro-doente não se ter desenvolvido ou de o próprio doente não ser visto como um ser humano. Os doentes referiram a falta de tempo e de informação como factores que dificultam o processo. Os doentes estavam cientes das opções que os profissionais de saúde tinham quando interagiam com eles ***(Burridge et al., 2017)***.

Do ponto de vista existencial, muitos doentes consideraram que tinham sido tratados como um número no sistema hospitalar, ou apenas como um corpo ou como um diagnóstico, o que aumentou o sofrimento e as inseguranças. Isto deixa os doentes a suportar todos os problemas e a continuar uma luta indigna num sentido existencial. Os doentes experimentam um grande sofrimento quando são obrigados a lutar por cuidados equitativos. Ignorar o sofrimento mental e espiritual dos doentes tem o potencial de fazer com que estes se sintam embaraçados e envergonhados por estarem a sentir tais emoções ***(Kornhaber et al., 2016; Mohammed e Rosenkrantz, 2020)***.

Do ponto de vista ontológico, os doentes sentiram que muitos dos apelos a cuidados e conversas foram muitas vezes em vão. O sofrimento experimentado foi prolongado e foram levantadas muitas questões sobre a vida e os resultados. Os doentes disseram que, com o tempo, se verificou que muito pouco foi feito para ajudar os doentes a compreender a vida e o seu significado ***(Babaei et al., 2017)***.

A dignidade dos doentes pode ser facilmente violada por várias razões, incluindo o facto de os doentes não serem levados a sério e de o pessoal não acreditar no que os doentes dizem. Com as pressões cada vez maiores que se fazem sentir nos ambientes de prestação de cuidados, é imperativo que os profissionais de saúde trabalhem com os doentes e não usem a sua autoridade para decidir o que é melhor para o doente, pois isso pode levar a um sofrimento adicional ***(Varghese, 2020)***.

A autenticidade da preocupação com os doentes foi a gama de caraterísticas que podem ser retratadas, incluindo ser acessível, ter um comportamento informal, ter conversas fáceis com os doentes, mostrar atenção, estar empenhado e utilizar o contacto visual e o toque para demonstrar preocupação com os doentes. Também se observou que a postura desempenhava um papel significativo na representação de uma preocupação autêntica com os doentes, tendo sido identificado como importante o posicionamento em direção ao doente. Uma preocupação autêntica que foi identificada nas ações dos enfermeiros pode ser associada à compaixão, que exige que as pessoas/enfermeiros demonstrem preocupação com uma pessoa que sofre ***(Kiljunen et al., 2018)***.

Outra questão identificada pelos doentes foi o facto de sentirem falta de confiança ou segurança nas relações de prestação de cuidados. Sentia-se que os doentes conheciam tantos enfermeiros e médicos, mas continuavam a não ter a certeza de quem era responsável pelos seus cuidados.

Embora os doentes aceitem de bom grado que fazem parte da relação de cuidados com os enfermeiros e acreditem que também eles são responsáveis no âmbito da relação, parece que nem sempre têm a oportunidade de participar na relação, devido à pressão sobre o pessoal e à elevada mudança de pessoal entre os diferentes turnos ***(Ostaszkiewicz et al., 2018)***.

PERSPECTIVAS DOS ENFERMEIROS SOBRE A COMPAIXÃO

Os enfermeiros e todos os profissionais de saúde testemunham diariamente o sofrimento no seu ambiente de trabalho. Quando se discutem as reacções dos profissionais de saúde ao sofrimento, embora possa haver um desejo de se manterem afastados da situação e de cuidarem dos doentes à distância, a profissão exige que se empenhem e prestem cuidados compassivos aos doentes e, como tal, devem estar envolvidos e responder adequadamente ao doente que está a sofrer. Embora este seja o objetivo que todos os profissionais de saúde devem aspirar a atingir, infelizmente, muitos doentes sentem que estão a ser deixados a sofrer em silêncio e que o próprio contexto dos cuidados de saúde está a fazer com que os doentes sofram mais do que o problema médico ***(O'Driscoll et al., 2018; Zaman et al., 2018)***.

Um estudo discerniu as emoções desafiantes encontradas quando se vive o sofrimento dos doentes. As emoções sentidas incluíam: "pesadas", "exigentes", "duras", consumidoras de energia", física e emocionalmente desgastantes e "exaustivas". Os enfermeiros também expressaram o sentimento de frustração e angústia ao cuidar de um doente que provavelmente não recuperaria da sua doença, pois sentiram que o sofrimento não podia ser aliviado ***(Babaei e Taleghani, 2019)***.

A compaixão pode ser vista como as pequenas coisas que os enfermeiros fazem pelos doentes. Um estudo examinou os "clínicos compassivos". Os enfermeiros participantes descreveram como a compaixão e os cuidados podem variar desde apresentarem-se aos doentes e explicarem que iriam cuidar deles, até perguntarem regularmente aos doentes se precisam de ajuda em alguma coisa. Outros gestos incluem sorrir, usar um tom de voz amigável, conhecer o doente, estabelecer contacto visual e pedir autorização antes de ajudar o doente. Ao realizar estes pequenos gestos de gentileza, pode ajudar o médico a ver o doente como uma pessoa única e ajudar a estabelecer uma relação de confiança ***(Klein et al., 2018)***

Entretanto, os enfermeiros podem sentir-se incapazes de prestar verdadeiros cuidados de enfermagem aos doentes. Os enfermeiros têm manifestado continuamente a sua preocupação com o facto de não disporem de tempo suficiente para cuidar devidamente dos doentes e de as tarefas, as rotinas e a documentação terem prioridade sobre os cuidados holísticos ao doente. Este facto tem o potencial de frustrar os enfermeiros devido à falta de adequação entre os seus valores e a qualidade dos cuidados que podem prestar ***(Kase et al., 2019)***.

Um inquérito que incluiu mais de 300 enfermeiros revelou que quase 90% do pessoal de enfermagem se sentia incapaz de cuidar devidamente dos doentes no tempo disponível. Quando lhes foi perguntado como é que a moral do pessoal poderia ser melhorada, sugeriram uma liderança mais forte e um maior apoio por parte dos gestores. Os enfermeiros tinham um grande orgulho no aspeto clínico do seu trabalho, mas sentiam que não tinham tempo para desempenhar essas funções da melhor forma possível devido à papelada que se sobrepunha aos cuidados práticos. Esta situação pode desencadear frustração nos enfermeiros devido à falta de adequação entre os seus valores e o que podem prestar e pode potencialmente conduzir à fadiga da compaixão ou ao esgotamento ***(Buckley et al., 2020)***.

No entanto, a compaixão nem sempre é muito valorizada pelos enfermeiros. Um estudo que analisou a compreensão da compaixão por parte de profissionais e de profissionais de saúde pré-registados identificou que, na opinião de muitos participantes, a compaixão não era o atributo mais importante exigido e que, de facto, o conhecimento era a prioridade número um. A compaixão foi vista como contribuindo para todos os aspectos dos cuidados, mas, no entanto, ser conhecedor, seguro e experiente era mais importante nas opiniões dos profissionais e dos estudantes. Muitos participantes acreditavam que a compaixão e o conhecimento eram de igual importância e que, para que os cuidados de alta qualidade sejam prestados de forma eficaz, a compaixão tem de estar interligada ***(Coster et al., 2018)***.

Outra constatação de ***Claesson et al. (2020)*** foi que muitos dos profissionais de saúde qualificados consideravam que os programas de formação de profissionais de saúde se centravam na base de conhecimentos e que faltava aos estudantes o aspeto solidário da profissão e que estes programas não preparavam adequadamente os estudantes para cuidar com compaixão. Esta é uma das preocupações actuais da profissão de enfermagem, à medida que transita para uma profissão de licenciado. As capacidades intelectuais e as competências técnicas estão a tornar-se uma prioridade mais elevada, resultando numa perda de cuidados e compaixão ***(Kiljunen et al., 2017)***.

Na perspetiva dos enfermeiros, os enfermeiros utilizaram "as suas próprias competências ao estabelecerem relações de prestação de cuidados no ambiente agitado do hospital. Alguns enfermeiros sentiram que, apesar de as interações com os doentes poderem ser breves, não deixaram de aproveitar ao máximo a interação, mantendo uma mente aberta, flexível e ouvindo os doentes. Os enfermeiros também estavam conscientes das limitações que afectavam a construção de relações de prestação de cuidados. Os enfermeiros estavam conscientes do tempo necessário para serem compassivos, mas sentiam que as interações eram frequentemente perturbadas, interrompendo assim a interação. A tensão de trabalhar sob estas pressões era frequentemente reduzida quando um doente validava os esforços dos enfermeiros e quando os enfermeiros tinham confiança no doente e na participação dos cuidados ***(Ostaszkiewicz et al., 2018)***.

Os enfermeiros acreditam que a orientação para a tarefa é, por vezes, a única forma de prosseguir com um dia de trabalho quando a carga de trabalho é tão exigente, assumindo que os doentes o compreendem. O aspeto que os enfermeiros referem é "ter consciência do que é necessário". Isto diz respeito ao respeito pela integridade dos doentes e dos enfermeiros. Independentemente da tensão no ambiente, os enfermeiros procuraram envolver-se com os doentes e permanecer positivos numa tentativa de manter um ambiente agradável ***(Goodman et al., 2017)***.

Motivos de compaixão

Num estudo levado a cabo por ***Dewar e Nolan (2013)*** envolvendo pessoal, doentes e famílias, foram identificadas sete palavras como factores para alcançar a compaixão: ligação, compromisso, coragem, consideração, curiosidade, celebração e colaboração. Aparentemente, os enfermeiros consideram que a compaixão é composta por muitos elementos diferentes. Isto pode explicar o desafio de encontrar uma definição amplamente aceite de compaixão.

A relação entre o enfermeiro e o doente pode ser vista como uma relação desigual, devido ao facto de o enfermeiro poder continuar com a sua vida enquanto o doente tem limitações impostas à sua. O risco de uma relação desigual pode levar a um potencial abuso de poder, conduzindo a actos de egoísmo. A compaixão retrata uma imagem de bondade, vendo a compaixão como o oposto do mal, o que requer a ausência de egoísmo. A compaixão é comummente relacionada com uma ação altruísta ***(Ledoux et al., 2018)***.

Por conseguinte, podemos constatar que a bondade é parte integrante da compaixão, como é também a situação na empatia e na simpatia. No entanto, a bondade talvez não seja parte integrante da piedade. A piedade é descrita como o sentimento de preocupação por um outro que se pensa ser inferior à pessoa e que resulta numa relação de condescendência. Por conseguinte, pode ser considerada como um motivo de compaixão. A piedade pode ter efeitos muito negativos para os doentes se for utilizada pelos enfermeiros em contextos de cuidados de saúde, incluindo a humilhação e a inferioridade, o que pode, em última análise, conduzir a uma falta de confiança ***(Sonne e Gash, 2018; Wang e Lu, 2018)***.

Uma pessoa não é compassiva, puramente por razões auto-motivadas, ou por medo de estar na mesma situação má. Reconhecer que é importante para uma pessoa sentir a sua vulnerabilidade, pode abrir o caminho para a emoção. É a emoção que identifica a dor que a outra pessoa está a sentir como uma coisa má, por causa do que está a fazer à vida da outra pessoa. Consciente de que a pessoa compassiva é clara quanto às diferenças entre ela própria e a pessoa que sofre, a pessoa compassiva valoriza a pessoa que sofre como parte de um círculo de preocupação. A presença emocional e física necessária para a compaixão e a benevolência (bondade) e sinceridade (genuinidade) que foi usada ao descrever os cuidados compassivos também é de notar *(Capraro et al., 2019; Esplin et al., 2019)*.

CAPÍTULO III

TEMAS E MÉTODOS

Este estudo teve como objetivo medir a perceção dos enfermeiros e dos doentes idosos sobre os cuidados compassivos na cidade de Beni-Suef. A metodologia seguida para a realização do estudo é apresentada sob os pontos de vista técnico, operacional, administrativo e estatístico.

1. CONCEPÇÃO TÉCNICA

A conceção técnica inclui uma descrição da conceção da investigação utilizada, dos contextos do estudo, dos sujeitos e dos instrumentos de recolha de dados.

Conceção da investigação

Para a realização do estudo, foi utilizado um desenho transversal descritivo.

Definição

O estudo foi efectuado no Hospital Universitário de Beni-Suef, no Hospital Geral, bem como nos serviços de cuidados continuados/longos e de cuidados de saúde ao domicílio (HHC).

Temas

Os sujeitos do estudo eram constituídos por dois grupos diferentes, nomeadamente enfermeiros e doentes idosos.

- ***Enfermeiros*** : Todos os enfermeiros dos contextos supramencionados que preenchessem o critério de inclusão de estarem empregados no estabelecimento de saúde atual há pelo menos um ano eram elegíveis para inclusão na amostra do estudo. A dimensão da amostra necessária foi estimada com base numa taxa de perceção elevada esperada de 50% ou mais entre os enfermeiros, com um erro padrão de 4% e um nível de confiança de 95%, tendo em conta a correção da população finita e uma taxa de não resposta esperada de aproximadamente 15%. Deste modo, e através da utilização do pacote de software Open-Epi, a dimensão da amostra necessária passou a ser de 140 enfermeiros. Os enfermeiros foram recrutados por amostragem de conveniência, de acordo com o critério de elegibilidade.
- ***Doentes idosos*** : Todos os pacientes idosos que recebem cuidados nos locais acima mencionados e que preenchem os seguintes critérios foram elegíveis para serem selecionados para a amostra do estudo.

o *Critérios de inclusão*:

- Idade: 60 anos ou mais
- Receber cuidados no local durante pelo menos 3 dias.

o *Critérios de exclusão*: Foram excluídos os doentes que não conseguiam comunicar devido a problemas físicos ou mentais.

A dimensão da amostra de doentes idosos foi igual à dos enfermeiros. Para efeitos de amostragem, para cada enfermeiro recrutado, foi selecionado um doente elegível sob os seus cuidados.

Instrumentos de recolha de dados

Foram utilizados dois instrumentos para recolher os dados necessários, um para os enfermeiros e outro para os doentes.

Instrumento do enfermeiro: Uma folha de questionário auto-administrada foi desenvolvida pelo investigador com base na literatura relacionada. Incluía as seguintes partes.

- Caraterísticas demográficas e profissionais: idade, sexo, residência, qualificação em enfermagem, estado civil, anos de experiência, cursos de formação frequentados, bem como o departamento de trabalho.

Escala de cuidados compassivos: Esta escala foi adaptada e traduzida pelo investigador com base em ***Kemper et al (2006)***. Foi traduzida para árabe utilizando a técnica de tradução-retroversão para preservar a sua validade. A escala é composta por três secções, a saber

Atitude de cuidado compassivo: Incluía 15 afirmações categorizadas em atitudes relacionadas com:

- Papel do enfermeiro (5 itens), como "o rácio enfermeiro-doente na minha unidade ajuda na prestação de cuidados compassivos;"
- Papel de liderança do hospital (5 itens), como "Os líderes do hospital são modelos a seguir na prestação de cuidados compassivos;"
- Individual (5 itens) como, por exemplo, "a prestação de cuidados compassivos não é afetada pela idade, sexo ou nacionalidade".

Pontuação: A resposta a cada afirmação foi dada numa escala de Likert de 4 pontos, variando entre "concordo totalmente" e "discordo totalmente". Os itens com afirmações negativas foram pontuados de forma inversa, de modo que uma pontuação mais elevada indica uma atitude mais positiva. As pontuações de cada secção e da escala total foram somadas e divididas pelo número correspondente de itens. Estas foram convertidas em pontuações percentuais. Uma pontuação igual ou superior a 60% foi considerada como uma atitude positiva, enquanto uma pontuação inferior foi considerada como uma atitude negativa.

Prática de cuidados compassivos: Consistia em três afirmações, como se segue:

- Auto-treino para a calma;
- Confiar na sua própria intuição;
- Utilizar terapias não medicamentosas para ajudar um doente a sentir-se melhor.

Pontuação: Para cada afirmação, o enfermeiro tinha de fornecer uma percentagem que variava entre zero e 100%. A pontuação de cada afirmação e da escala total foi considerada prática adequada se 60% ou mais, e inadequada se <60%.

- *Autoconfiança nos cuidados compassivos:* Consistia em 7 afirmações que mediam a confiança dos enfermeiros na prestação de cuidados compassivos, tais como "Manter-se calmo e concentrado quando em movimento ou com ruído" e "Ser capaz de descrever os principais riscos das terapias mente-corpo para os doentes".

Pontuação: A resposta a cada afirmação foi dada numa escala numérica que variava de 0 = nenhuma confiança a 10 = confiança total. As pontuações das sete afirmações foram somadas e convertidas numa pontuação percentual, sendo que uma percentagem mais elevada reflectia uma maior autoconfiança. A confiança do enfermeiro foi considerada elevada se a pontuação percentual fosse igual ou superior a 60%, e baixa se fosse inferior a 60%.

- ***Instrumento do doente***: O investigador preparou um formulário de questionário de entrevista baseado na literatura pertinente para recolher as informações necessárias dos doentes. Incluía as seguintes partes.

- o Caraterísticas demográficas: como a idade, o sexo, a escolaridade, o estado civil, o emprego, a residência, o rendimento, o índice de lotação, etc., para além do serviço onde são prestados os cuidados ao doente.
- o História de saúde/médica: como o diagnóstico de admissão, doenças crónicas comórbidas, ingestão de medicação, cirurgia anterior, incapacidade, bem como a duração da estadia no contexto dos cuidados de saúde, etc.
- o A escala de cuidados compassivos: Esta escala foi desenvolvida por ***Burnell e Agan (2013)*** para avaliar a perceção dos doentes idosos sobre os cuidados compassivos prestados. Foi traduzida para árabe utilizando a técnica de tradução-retroversão para preservar a sua validade. A escala era composta por duas secções:

- *Prioridades nos cuidados compassivos* : Esta questão incluía 5 afirmações que perguntavam sobre a importância de "compreender os problemas", "competência", "capacidade de utilizar o equipamento", "ajudar a controlar a dor" e "não ter preconceitos". Foi pedido ao doente que atribuísse uma classificação de 1 a 5 a cada afirmação, de modo a que 1 significasse a prioridade máxima e 5 a prioridade mínima. Foram calculadas as somas das classificações de cada afirmação e calculadas as médias, os desvios-padrão, as medianas e os quartis. A afirmação com a média/mediana mais baixa foi classificada em primeiro lugar e a mais alta em último.
- *Opiniões sobre cuidados compassivos*: Esta secção consistia em 20 afirmações numa escala de tipo Likert de 4 pontos que variava entre "extremamente importante" e "nada importante". Foram categorizadas em 4 dimensões, como se segue.

- Ligação significativa: 8 itens como o humor, o respeito, a dignidade, etc.
- Expectativas dos doentes: 5 itens, como o controlo da dor, o plano de cuidados, etc.
- Atributos de cuidado: 4 itens como empatia, encorajamento, etc.
- Competência do enfermeiro: 3 itens, tais como auto-confiança, competência, etc.

Pontuação: A resposta de cada item, de "extremamente importante" a "não importante", foi pontuada de 4 a 1, respetivamente, de modo a que uma pontuação mais elevada indica uma opinião mais elevada sobre os cuidados compassivos. As pontuações de cada secção e da escala total foram somadas e divididas pelo número correspondente de itens. Estas foram convertidas em pontuações percentuais. Uma pontuação de 60% ou mais foi considerada elevada, enquanto uma pontuação inferior foi considerada baixa.

II. CONCEPÇÃO OPERACIONAL

Esta conceção inclui os pormenores da fase preparatória, do estudo-piloto e do trabalho de campo.

Fase preparatória

Nesta fase, o investigador efectuou uma revisão exaustiva da literatura atualmente disponível e relevante para o tema da investigação. O objetivo era adquirir um conhecimento mais aprofundado dos vários aspectos dos cuidados compassivos. Isto foi conseguido através da utilização de livros de texto recentes, artigos em revistas periódicas e científicas, bem como pesquisas na Internet. Isto também ajudou na seleção e preparação dos instrumentos de recolha de dados.

Validade e fiabilidade dos instrumentos:

As escalas utilizadas neste estudo têm validade e fiabilidade comprovadas ***(Burnell e Agan, 2013; Grimani, 2017)***. Para além disso, foram traduzidas através de um processo de tradução-retroversão para preservar a sua validade, tal como recomendado por ***Sireci et al. (2006)***. Os instrumentos preparados foram apresentados a um painel de peritos de professores de enfermagem da comunidade e de enfermagem geriátrica para revisão final. Os instrumentos foram modificados de acordo com as suas pequenas sugestões.

A fiabilidade das escalas foi avaliada através do teste da sua consistência interna. Na sua maioria, demonstraram bons níveis de fiabilidade, como se mostra a seguir.

Balanças	N.º de artigos	Alfa de Cronbach
Enfermeira: Atitude de cuidado compassivo	15	0.42

Prática de cuidados compassivos	3	0.80
Confiança nos cuidados compassivos	7	0.66
Visão dos cuidados compassivos para com os doentes	20	0.72

Estudo-piloto

Foi efectuado um estudo-piloto em amostras que representam cerca de 10% da amostra principal de enfermeiros e doentes idosos. O seu objetivo era avaliar a clareza e a legibilidade dos instrumentos, bem como avaliar a adequação do local e a disponibilidade da população em estudo. Serviu também para determinar o tempo aproximado necessário para a recolha de dados. A amostra piloto foi incluída na amostra do estudo principal, uma vez que não foram necessárias alterações nos instrumentos de recolha de dados.

Trabalho de campo

Uma vez obtidas as autorizações, a investigadora iniciou o processo de recolha de dados. Visitou cada um dos locais de estudo, reuniu-se com o diretor de enfermagem e organizou um calendário para a recolha de dados. De seguida, os enfermeiros elegíveis foram recrutados após terem dado o seu consentimento oral. Foi-lhes entregue o formulário de recolha de dados e foram-lhes dadas instruções para o preencherem. A investigadora esteve presente a toda a hora para qualquer esclarecimento, recolheu os formulários preenchidos e verificou o seu preenchimento.

De seguida, para cada enfermeiro, foi recrutado um doente ao seu cuidado. O investigador reuniu-se com cada doente selecionado, explicou-lhe o objetivo do trabalho e obteve o seu consentimento informado oral para participar. Aqueles que deram o seu consentimento foram entrevistados utilizando o formulário de questionário de entrevista concebido.

O trabalho de campo teve início em janeiro e terminou em junho de 2019. O trabalho foi realizado três dias por semana, das 9:00 às 13:00 horas. O preenchimento da ficha do enfermeiro consumiu 20-30 minutos. A entrevista com cada paciente levou de 25 a 40 minutos.

III. CONCEPÇÃO ADMINISTRATIVA

Foram obtidas autorizações oficiais dos diretores dos hospitais mencionados, bem como dos responsáveis de enfermagem como pessoal autorizado nos locais de estudo. Isto foi conseguido através de cartas oficiais enviadas pelo Diretor da Faculdade de Enfermagem da Universidade de Beni-Suef, explicando o objetivo do estudo e os seus procedimentos.

Considerações éticas

Antes de iniciar a realização do estudo, foi obtida a aprovação do comité de investigação científica e de ética da Faculdade de Enfermagem da Universidade de Beni-Suef. Foram obtidos consentimentos orais informados de cada enfermeiro e paciente idoso após uma explicação completa do objetivo do estudo e do procedimento de recolha de dados. Foram informados de que podiam recusar participar ou desistir em qualquer fase da recolha de dados. Foi-lhes também assegurado que qualquer informação recolhida seria estritamente confidencial e utilizada apenas para fins de investigação.

IV. CONCEPÇÃO ESTATÍSTICA

A introdução de dados e a análise estatística foram efectuadas utilizando o pacote de software estatístico SPSS 20.0. Os dados foram apresentados através de estatísticas descritivas sob a forma de frequências e percentagens para as variáveis qualitativas, médias, desvios-padrão, medianas e intervalos interquartis para as variáveis quantitativas. O coeficiente alfa de Cronbach foi calculado para avaliar a fiabilidade das escalas através da sua consistência interna. As variáveis categóricas qualitativas foram comparadas através do teste do qui-quadrado. Sempre que os valores esperados em uma ou mais células de uma tabela 2x2 eram inferiores a 5, foi utilizado o teste exato de Fisher. Em tabelas de cruzamento maiores do que 2x2, não foi possível aplicar nenhum teste sempre que o valor esperado em 10% ou mais das células era inferior a 5. A correlação de Spearman foi utilizada para avaliar as inter-relações entre as variáveis quantitativas e as variáveis classificadas. Para identificar os preditores independentes das pontuações dos cuidados compassivos, foi utilizada a análise de regressão linear múltipla e foi efectuada a análise de variância para os modelos de regressão completos. A significância estatística foi considerada com um valor de $p < 0,05$.

RESULTADOS

Este estudo teve como objetivo medir a perceção dos enfermeiros e dos doentes idosos sobre os cuidados compassivos na cidade de Beni-Suef. Os resultados do estudo são apresentados nas partes seguintes.

Parte I. Enfermeiros

I. a. Caraterísticas sócio-demográficas dos enfermeiros: Tabela 1, Figuras 1-2

I. b. Atitude, prática e confiança dos enfermeiros nos cuidados compassivos: Quadros 2-4, Figura 3

I. c. Relações entre os cuidados compassivos dos enfermeiros e as suas caraterísticas: Tabelas 5-10

I. d. Correlatos e factores de previsão dos cuidados compassivos dos enfermeiros: Tabelas 11-15

Parte II. Doentes

II. a. Caraterísticas sócio-demográficas e de saúde dos pacientes: Quadros 16-19, Figura 4

II. b. Opiniões dos doentes sobre cuidados compassivos: Quadros 20-21, Figura 5

II. c. Relações entre as opiniões dos doentes sobre os cuidados compassivos e as suas caraterísticas: Tabelas 22-23

II. d. Correlatos e factores de previsão das opiniões dos doentes sobre os cuidados compassivos: Tabelas 24-26

Parte III. Relação entre os cuidados compassivos dos enfermeiros e dos doentes: Tabela 27

<u>Parte I: Enfermeiros</u>

I. a. Caraterísticas sócio-demográficas dos enfermeiros

Quadro 1: Caraterísticas sócio-demográficas dos enfermeiros da amostra do estudo

Artigos	Frequência	Percentagem
Idade:		
<30	73	52.1
30-	39	27.9
40+	28	20.0
Gama	20-60	
Média±SD	31.3	
Mediana	28.5	
Sexo: Masculino	51	36.4
Feminino	89	63.6

Qualificação em enfermagem: Diploma Bacharelato/ Mestrado	96 44	68.6 31.4
Estado civil: Casado Solteiro (solteiro/divorciado/viúvo)	 99 41	 70.7 29.3
Residência: Rural Urbano	108 32	77.1 22.9
Rendimento: Insuficiente Suficiente	 24 116	 17.1 82.9
Anos de experiência: <5 5- 10+	 64 25 51	 45.7 17.9 36.4
Gama	0.0-43.0	
Média±SD	8.2±7.9	
Mediana	5.0	

A amostra de enfermeiros era constituída por 140 enfermeiros com idades compreendidas entre

entre 20 e 65 anos, mediana de 28,5 anos, maioritariamente do sexo feminino (63,6%), conforme apresentado na Tabela 1. Mais de dois terços eram enfermeiros diplomados (68,6%), casados (70,7%), provenientes de zonas rurais (77,1%) e com rendimentos suficientes (82,9%).
A mediana da sua experiência foi de 5,0 anos.

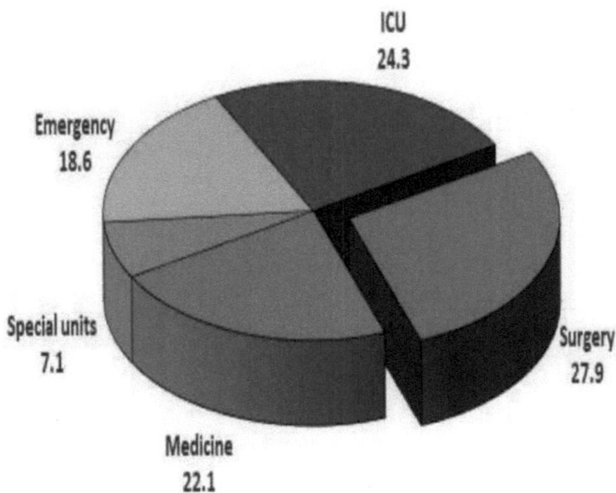

Figura VI: Distribuição dos enfermeiros da amostra do estudo por departamento (n=140)

Relativamente aos departamentos de trabalho, a Figura VI mostra que um pouco mais de um quarto dos enfermeiros (27,9%) eram de departamentos cirúrgicos. Por outro lado, apenas 7,1% trabalhavam em unidades especiais como diálise, cateterismo cardíaco, etc.

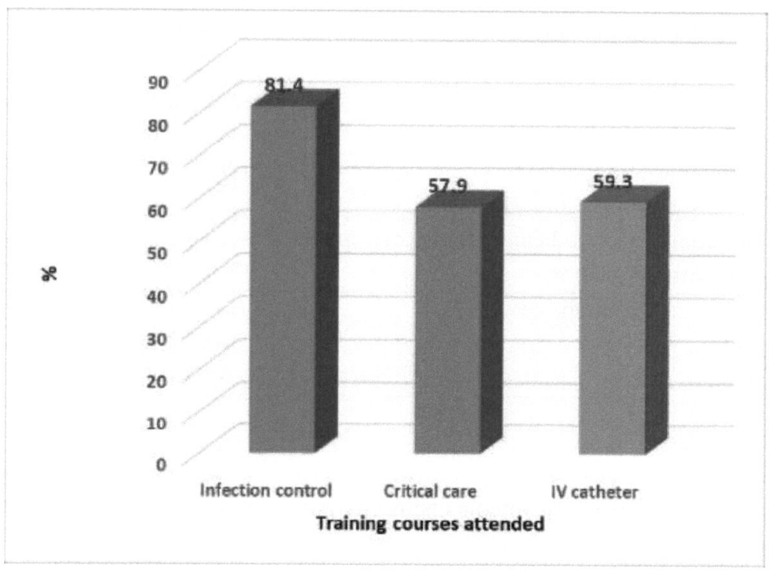

Figura VII: Frequência de acções de formação referida pelos enfermeiros da amostra do estudo (n=140)

A Figura VII demonstra que um pouco menos de dois terços dos enfermeiros da amostra estudada frequentaram previamente acções de formação em cuidados intensivos e cateteres intravenosos. Entretanto, a maioria frequentou formação em controlo de infeção (81,4%).

I. b. Atitude, prática e confiança dos enfermeiros nos cuidados compassivos

Tabela 2: Atitudes dos enfermeiros relativamente aos cuidados compassivos entre os enfermeiros da amostra do estudo (n=140)

Atitude de compaixão elevada (60%+) relacionada com:	Frequência	Percentagem
Papel do enfermeiro	82	58.6
Liderança hospitalar	126	90.0
Individual	116	82.9
Atitude de total compaixão e cuidado:		
Elevado	116	82.9
Baixa	24	17.1

Como indica a Tabela 2, a grande maioria dos enfermeiros tinha uma atitude de compaixão elevada em relação à liderança do hospital (90,0%). Por outro lado, apenas 58,5% tinham uma atitude de elevada compaixão relacionada com o papel do enfermeiro. No total, a maioria tinha uma atitude de elevada compaixão (82,9%).

Tabela 3: Prática de cuidados compassivos dos enfermeiros da amostra do estudo (n=140)

Prática adequada (60%+) da compaixão nos encontros com os doentes:	Frequência	Percentagem
Auto-treino para estar calmo	96	68.6
Confiar na sua própria intuição	81	57.9
Utilizar terapias não medicamentosas para ajudar um doente a sentir-se melhor	50	35.7
Prática totalmente compassiva:		
Adequado	72	51.4
Inadequado	68	48.6

Relativamente à prática compassiva, a Tabela 3 ilustra percentagens mais baixas. Assim, a prática adequada de compaixão variou entre 35,7% para a utilização de terapias não medicamentosas para ajudar um doente a sentir-se melhor e 68,6% para o auto-treino para ficar calmo. No geral, 51,4% dos enfermeiros estavam a ter uma prática adequada de compaixão.

Tabela 4: Confiança dos enfermeiros nos cuidados compassivos entre os enfermeiros da amostra do estudo (n=140)

Autoconfiança elevada (60%+) nos encontros com os doentes*	Frequência	Percentagem
Manter-se calmo e concentrado num ambiente tranquilo	139	99.3
Manter-se calmo e concentrado quando em movimento ou com ruído	36	25.7
Praticar abordagens não-verbais e não-farmacológicas para acalmar e tranquilizar os doentes	49	35.0
Confiança em estar calmo, tranquilo e concentrado antes e durante os encontros com os doentes	22	15.7
É capaz de descrever os principais riscos das terapias mente-corpo para os doentes	77	55.0
É capaz de descrever os principais riscos e benefícios das terapias mente-corpo para si próprio e para outros clínicos	89	63.6
É capaz de estender a bondade, a paz e a compaixão aos doentes, aos colegas e a si próprio	107	76.4

*Mais do que uma resposta

No que respeita à confiança dos enfermeiros nos cuidados compassivos, a

Tabela 4 indica uma variação muito grande. Assim, quase todos (99,3%) tinham elevada auto-confiança em manter-se calmos e concentrados num ambiente calmo. No outro extremo, apenas 15,7% dos enfermeiros tinham elevada confiança em manterem-se calmos, tranquilos e concentrados antes e durante o encontro com o doente. **c. Relações entre os cuidados compassivos dos enfermeiros e as suas caraterísticas**

Quadro 5: Relações entre a atitude dos enfermeiros relativamente aos cuidados compassivos e as suas caraterísticas pessoais

Artigos	Atitude de cuidado compassivo				X^2 teste	p⁻ valor
	Elevado		Baixa			
	Não.	%	Não.	%		
Idade:						
<30	64	87.7	9	12.3		
30-	31	79.5	8	20.5	-	-
40+	21	75.0	7	25.0		
Género:						
Masculino	45	88.2	6	11.8		
Feminino	71	79.8	18	20.2	1.63	0.20
Residência:						
Rural	88	81.5	20	18.5		
Urbano	28	87.5	4	12.5	0.63	0.43
Qualificação em enfermagem:						
Diploma	77	80.2	19	19.8		
Bacharelato/ Mestrado	39	88.6	5	11.4	1.51	0.22
Estado civil:						
Casado	84	84.8	15	15.2		
Solteiro	32	78.0	9	22.0	0.94	0.33
Rendimento:						
Insuficiente	18	75.0	6	25.0		
Suficiente	98	84.5	18	15.5	Pescador	0.25

(--) Resultado do teste não é válido

A Tabela 5 aponta para a inexistência de relações estatisticamente significativas entre a atitude de cuidado compassivo dos enfermeiros e qualquer uma das suas caraterísticas.

Tabela 6: Relações entre a atitude dos enfermeiros relativamente aos cuidados compassivos e os seus departamentos de trabalho, experiência e formação

Artigos	Atitude de cuidado compassivo				X^2 teste	p⁻ valor
	Elevado		Baixa			
	Não.	%	Não.	%		
Departamento:						
Cirurgia	32	82.1	7	17.9		
Medicina	25	80.6	6	19.4		
Unidades especiais (diálise, cateter, etc.)	7	70.0	3	30.0	2.93	0.57
Emergência	24	92.3	2	7.7		
UTI	28	82.4	6	17.6		
Anos de experiência:						
<5	54	84.4	10	15.6		
5-	23	92.0	2	8.0	3.04	0.22
10+	39	76.5	12	23.5		
Cursos de controlo de infecções:						
Não	23	88.5	3	11.5		
Sim	93	81.6	21	18.4	Pescador	0.57
Cursos de cuidados intensivos:						
Não	51	86.4	8	13.6		
Sim	65	80.2	16	19.8	0.92	0.34

Do mesmo modo, tal como se apresenta no Quadro 6, não foi possível estabelecer relações estatisticamente significativas entre a atitude de cuidados compassivos dos enfermeiros e qualquer uma das suas caraterísticas profissionais.

Quadro 7: Relações entre a prática de cuidados compassivos dos enfermeiros e as suas caraterísticas

Artigos	Cuidados compassivos Prática				X^2 teste	valor de p
	Adequado		Inadequado			
	Não.	%	Não.	%		
Idade:						
<30	42	57.5	31	42.5		
30-	20	51.3	19	48.7	3.86	0.15
40+	10	35.7	18	64.3		
Género:						
Masculino	34	66.7	17	33.3		
Feminino	38	42.7	51	57.3	7.46	0.006*

Residência:						
Rural	63	58.3	45	41.7		
Urbano	9	28.1	23	71.9	9.02	0.003*
Qualificação em enfermagem:						
Diploma	39	40.6	57	59.4		
Bacharelato/ Mestrado	33	75.0	11	25.0	14.27	<0.001*
Estado civil:						
Casado	54	54.5	45	45.5		
Solteiro	18	43.9	23	56.1	1.31	0.25
Rendimento:						
Insuficiente	14	58.3	10	41.7		
Suficiente	58	50.0	58	50.0	0.55	0.46

(*) Estatisticamente significativo a p<0,05

Conforme ilustrado na Tabela 7, foram encontradas relações estatisticamente significativas entre a prática de cuidados compassivos dos enfermeiros e o seu género (p=0,006), residência (p=0,003) e qualificação em enfermagem (p<0,001). Verifica-se que a prática do cuidado compassivo foi mais adequada entre os enfermeiros do sexo masculino, os da zona rural e os com licenciatura/mestrado.

Quadro 8: Relações entre a prática de cuidados compassivos dos enfermeiros e os seus departamentos de trabalho, experiência e formação

Artigos	Prática de cuidados compassivos				X^2 teste	valor de p
	Adequado		Inadequado			
	Não.	%	Não.	%		
Departamento:						
Cirurgia	11	28.2	28	71.8		
Medicina	18	58.1	13	41.9		
Unidades especiais (diálise, cateter, etc.)	7	70.0	3	30.0	12.21	0.02*
Emergência	15	57.7	11	42.3		
UTI	21	61.8	13	38.2		
Anos de experiência:						
<5	38	59.4	26	40.6		
5-	15	60.0	10	40.0	6.45	0.04*
10+	19	37.3	32	62.7		
Cursos de controlo de infecções:						
Não	15	57.7	11	42.3		

Sim	57	50.0	57	50.0	0.50	0.48
Cursos de cuidados intensivos:						
Não	29	49.2	30	50.8		
Sim	43	53.1	38	46.9	0.21	0.65

(*) Estatisticamente significativo a p<0,05

A Tabela 8 demonstra relações estatisticamente significativas entre a prática de cuidados compassivos dos enfermeiros e o seu departamento de trabalho (p=0,02), e os anos de experiência (p=0,04). Verifica-se que a prática de cuidados compassivos foi mais baixa nos enfermeiros dos departamentos de cirurgia e naqueles com dez ou mais anos de experiência.

Quadro 9: Relações entre a confiança dos enfermeiros nos cuidados compassivos e as suas caraterísticas pessoais

Artigos	Confiança nos cuidados compassivos				X^2 teste	valor de p
	Elevado		Baixa			
	Não.	%	Não.	%		
Idade:						
<30	54	74.0	19	26.0		
30-	22	56.4	17	43.6	20.29	<0.001*
40+	7	25.0	21	75.0		
Género:						
Masculino	34	66.7	17	33.3		
Feminino	49	55.1	40	44.9	1.81	0.18
Residência:						
Rural	66	61.1	42	38.9		
Urbano	17	53.1	15	46.9	0.65	0.42
Qualificação em enfermagem:						
Diploma	49	51.0	47	49.0		
Bacharelato/ Mestrado	34	77.3	10	22.7	8.60	0.003*
Estado civil:						
Casado	59	59.6	40	40.4		
Solteiro	24	58.5	17	41.5	0.01	0.91
Rendimento:						
Insuficiente	15	62.5	9	37.5		
Suficiente	68	58.6	48	41.4	0.12	0.72

(*) Estatisticamente significativo a p<0,05

Relativamente à confiança nos cuidados compassivos, a Tabela 9 aponta para relações estatisticamente significativas com a idade dos enfermeiros (p<0,001), e com a qualificação em enfermagem (p=0,003). Como se pode observar na tabela, a confiança nos cuidados compassivos diminuiu com o aumento da idade e foi maior nos enfermeiros com licenciatura/mestrado.

Quadro 10: Relação entre a confiança dos enfermeiros nos cuidados compassivos e os seus departamentos de trabalho, experiência e formação

Descrever	Confiança nos cuidados compassivos				X^2 teste	p⁻ valor
	Elevado		Baixa			
	Não.	%	Não.	%		
Departamento:						
Cirurgia	16	41.0	23	59.0		
Medicina	18	58.1	13	41.9		
Unidades especiais (diálise, cateter, etc.)	6	60.0	4	40.0	9.26	0.055
Emergência	19	73.1	7	26.9		
UTI	24	70.6	10	29.4		
Anos de experiência:						
<5	46	71.9	18	28.1		
5-	17	68.0	8	32.0	13.50	0.001*
10+	20	39.2	31	60.8		
Cursos de controlo de infecções:						
Não	15	57.7	11	42.3		
Sim	68	59.6	46	40.4	0.03	0.85
Cursos de cuidados intensivos:						
Não	30	50.8	29	49.2		
Sim	53	65.4	28	34.6	3.01	0.08

(*) Estatisticamente significativo a p<0,05

A Tabela 10 mostra que a única relação estatisticamente significativa entre a confiança dos enfermeiros nos cuidados compassivos e as suas caraterísticas de trabalho foi com os seus anos de experiência (p=0,001). É evidente que a confiança nos cuidados compassivos foi mais baixa entre os enfermeiros com dez ou mais anos de experiência.

I. d. Correlatos e factores de previsão dos cuidados compassivos dos enfermeiros

Quadro 11: Matriz de correlação das pontuações dos enfermeiros nas

dimensões dos cuidados compassivos

Cuidados compassivos	Coeficiente de correlação de Spearman		
	Atitude	Prática	Confiança
Atitude			
Prática	.417**		
Confiança	.414**	.642**	

(**) Estatisticamente significativo a p<0,01

Conforme ilustrado na Tabela 11, foram identificadas correlações positivas moderadas e estatisticamente significativas entre as pontuações dos enfermeiros relativas à atitude de cuidados compassivos, à prática e à confiança. A correlação mais forte verificou-se entre as pontuações da confiança e da prática (r=0,642).

Quadro 12: Correlação entre as pontuações dos enfermeiros relativamente aos cuidados compassivos e as suas caraterísticas pessoais

Artigos	Coeficiente de correlação de Spearman		
	Cuidados compassivos		
	Atitude	Prática	Confiança
Idade	-.003	-.215*	-.246**
Qualificação	.157	.274**	.230**
Rendimento	.028	-.102	-.071
Experiência	.030	-.250**	-.179*

(*) estatisticamente significativo a p<0,05 (**) estatisticamente significativo a p<0,01

A Tabela 12 demonstra que as pontuações dos enfermeiros relativas à confiança e à prática dos cuidados compassivos apresentam correlações positivas fracas e estatisticamente significativas com as suas qualificações e correlações negativas com a sua idade e experiência. Entretanto, a atitude dos enfermeiros não teve correlações significativas com nenhuma das suas caraterísticas.

Quadro 13: Modelo de regressão linear múltipla mais adequado para as pontuações dos enfermeiros na atitude de cuidados compassivos

Artigos	Não padronizado Coeficientes		Normalizado Coeficientes	teste t	p-valor	95% de confiança Intervalo para B	
	B	Std. Erro				Inferior	Superior
Constante	76.81	1.38		55.753	<0.001	74.09	79.54
Solteiro	-2.39	1.01	-0.20	2.376	0.019	-4.38	-0.40

r-quadrado=0,03

Modelo ANOVA: F=5,47, p=0,02

Variáveis introduzidas e excluídas: idade, sexo, qualificação, experiência, residência, rendimento

Na análise multivariada (Tabela 13), a condição de solteiro do enfermeiro foi o único preditor negativo independente estatisticamente significativo do escore de atitude de cuidado compassivo. No entanto, explicou apenas 3% da variação deste resultado.

Quadro 14: Modelo de regressão linear múltipla com melhor ajuste para as pontuações dos enfermeiros na prática de cuidados compassivos

Artigos	Não normalizado Coeficientes		Normalizado Coeficientes	teste t	p-valor	95% de confiança Intervalo para B	
	B	Std. Erro				Inferior	Superior
Constante	83.13	7.47		11.126	<0.001	68.35	97.90
Idade	-0.41	0.16	-0.21	2.594	0.011	-0.72	-0.10
Residência urbana	-8.30	3.56	-0.19	2.333	0.021	-15.33	-1.26
Qualificação	13.30	3.16	0.33	4.214	<0.001	7.06	19.54

r-quadrado=0,18

Modelo ANOVA: F=9,66, p<0,001

Variáveis introduzidas e excluídas: sexo, experiência, estado civil, rendimento

Como mostra a Tabela 14, a idade do enfermeiro e a residência urbana foram os preditores negativos independentes e estatisticamente significativos do escore da prática do cuidado compassivo, enquanto a maior qualificação em enfermagem foi um preditor positivo. Estes factores explicam 18% da variação na pontuação da prática.

Quadro 15: Modelo de regressão linear múltipla mais adequado para as pontuações de confiança dos enfermeiros nos cuidados compassivos

Artigos	Não padronizado Coeficientes		Normalizado Coeficientes	teste t	p-valor	95% de confiança Intervalo para B	
	B	Std. Erro				Inferior	Superior
Constante	82.24	3.68		22.330	<0.001	74.96	89.52
Idade	-0.50	0.15	-0.51	3.296	0.001	-0.81	-0.20
Qualificação	4.83	1.64	0.24	2.942	0.004	1.58	8.07

Experiência	0.43	0.18	0.36	2.333	0.021	0.07	0.80

r-quadrado=0,13

Modelo ANOVA: F=6,76, p<0,001

Variáveis introduzidas e excluídas: sexo, estado civil, residência, rendimento

A Tabela 15 demonstra que a idade dos enfermeiros foi um preditor negativo independente e estatisticamente significativo da pontuação de confiança nos cuidados compassivos. Por outro lado, uma qualificação de enfermagem mais elevada e uma experiência mais longa foram factores de previsão positivos. Estes factores explicam 13% da variação do índice de confiança.

<u>Parte II - Idosos</u>

II. a. Caraterísticas sócio-demográficas e de saúde dos idosos

Tabela 16: Caraterísticas sócio-demográficas dos idosos da amostra do estudo (n=140)

Artigos	Frequência	Percentagem
Idade:		
<70	96	68.6
70-	44	31.4
Gama	60.0-88.0	
Média±SD	66.3±9.6	
Mediana	65.0	
Género:		
Masculino	66	47.1
Feminino	74	52.9
Formação académica:		
Analfabeto	109	77.9
Educado	31	22.1
Estado civil:		
Casado	99	70.7
Solteiro (solteira/viúva)	41	29.3
Emprego:		
Nenhum	78	55.7
Trabalho	62	44.3
Residência:		
Rural	127	90.7
Urbano	13	9.3
Rendimento:		
Insuficiente	39	27.9
Suficiente	101	72.1

Índice de aglomeração:		
<2	98	70.5
2+	41	29.5

Foi recrutada uma amostra de doentes (140) igual à amostra de enfermeiros. Como se pode ver na Tabela 16, a sua idade variou entre os 60 e os 88 anos, com uma mediana de 65 anos, sendo o género feminino ligeiramente superior (52,9%). A grande maioria era oriunda de zonas rurais (90,7%). Mais de dois terços eram analfabetos (77,9%), casados (70,7%), com renda suficiente (72,1%) e com índice de lotação < 2 (70,5%).

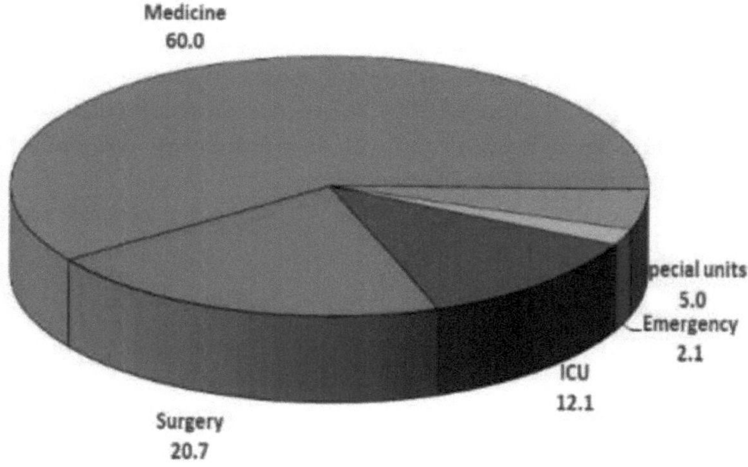

Figura IX: Distribuição dos Idosos da amostra em estudo por departamento (n=140)

Conforme ilustrado na Figura IX, mais de metade dos doentes (60,0%) provinham de serviços de medicina, enquanto apenas 3 (2,1%) provinham de serviços de urgência.

departamento

Tabela 17: Diagnósticos de admissão de idosos ' dos pacientes da amostra do estudo (n=140)

Diagnóstico	Frequência	Percentagem
Diabetes	54	38.6
Hipertensão	**11**	**7.9**
Cirrose hepática	8	5.7

Doenças respiratórias	9	6.4
Acidente vascular cerebral	7	5.0
Hepatite	5	3.6
Cirurgia	5	3.6
Úlcera péptica	4	2.9
Dores reumáticas	4	2.9
Angina	3	2.1
Fratura	3	2.1
Tumor uterino	1	0.7
Úlcera da córnea	1	0.7
Múltiplos	25	17.9

A Tabela 17 indica que a diabetes foi o diagnóstico de admissão mais comum entre os pacientes da amostra estudada (38,6%), seguida pela hipertensão (7,9%). Entretanto, 17,9% dos pacientes apresentaram múltiplos diagnósticos.

Tabela 18: Duração da doença e duração do internamento hospitalar (LOS) dos doentes da amostra do estudo (n=140)

	Frequência	Percentagem
Duração da doença (anos):		
<1	17	12.1
1-	28	20.0
5-	27	19.3
10-	32	22.9
20+	36	25.7
Gama	<1.0-69.0	
Média±SD	11.0±10.9	
Mediana	8.5	
Duração do internamento hospitalar (dias):		
<5	35	25.0
5-	40	28.6
10-	15	10.7
15+	50	35.7
Gama	3-150	
Média±SD	13.1±16.3	
Mediana	7.5	

Como se pode observar na Tabela 18, a duração da doença foi maioritariamente de 20 anos ou mais (25,7%), com mediana de 8,5 anos. Quanto ao tempo de internamento (LOS), este variou entre <1 e 150 dias, com mediana de 7,5 dias.

Tabela 19: História de doenças crónicas e incapacidade dos pacientes da amostra do estudo (n=140)

	Frequência	Percentagem
Ter doenças crónicas:		
Não	17	12.1
Sim	123	87.9
Doenças (n=123):@		
Diabetes	87	70.7
Hipertensão	85	69.1
Ambos	6	4.9
Hepático	21	17.1
Renal	15	12.2
Anemia	13	10.6
Cardíaco	10	8.1
Depressão	3	2.4
Toma medicação regular	121	86.4
Foi submetido a uma cirurgia anterior	70	50.0
Ser portador de deficiência	4	2.9
Motor	*1*	*25.0*
Visual	*3*	*75.0*

(@) Não se excluem mutuamente

A Tabela 19 indica que a maioria dos doentes sofria de doenças crónicas (87,9%), sobretudo diabetes (70,7%) ou hipertensão (69,1%), e 86,4% tomavam medicação regular. Além disso, 50,0% tinham antecedentes de cirurgia prévia e 2,9% eram portadores de deficiência.

II. b. Opiniões dos doentes sobre cuidados compassivos

Tabela 20: Opiniões dos doentes sobre cuidados compassivos entre os doentes da amostra do estudo (n=140)

Opinião elevada (60%+) sobre os cuidados compassivos:	Frequência	Percentagem
Ligação significativa	76	54.3
Expectativas dos doentes	135	96.4
Atributos de cuidado	103	73.6
Competência dos enfermeiros	113	80.7

No que diz respeito às opiniões dos doentes sobre os cuidados compassivos, a Tabela 20 mostra que variaram entre 54,3% para a ligação significativa e 96,4% para as expectativas dos doentes.

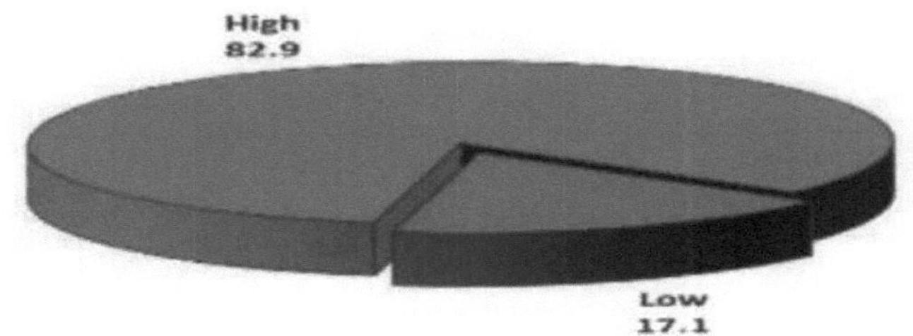

Figura X: Total de opiniões sobre cuidados compassivos entre os doentes da amostra do estudo (n=140)

No total, a Figura X ilustra que a maioria dos pacientes do estudo
A amostra tinha opiniões elevadas sobre os cuidados compassivos (82,9%).

Tabela 21: Prioridades dos doentes relativamente aos cuidados compassivos entre os doentes da amostra do estudo (n=140)

Artigos	Gama	Média ± SD	Mediana	25% de milhas-75% de azar	Classificação
Compreender os seus problemas	1-5	1.8±1.2	1.00	1.0-2.0	1
Competência	1-5	2.7±1.3	2.00	2.0-4.0	2
Aptidão para utilizar o equipamento	1-5	3.3±0.9	3.00	3.0-4.0	3
Ajudar a controlar a dor	1-5	3.3±1.5	3.00	2.0-5.0	4
Sem preconceitos	1-5	3.9±1.2	4.00	3.5-5.0	5

No que respeita às prioridades dos doentes em matéria de cuidados compassivos, o Quadro 21 indica que "compreender o seu problema" ocupa o primeiro lugar, enquanto "não ter preconceitos" ocupa o último.

II. c. Relações entre as opiniões dos doentes sobre os cuidados compassivos e as suas caraterísticas

Quadro 22: Relações entre as opiniões dos doentes sobre os cuidados compassivos e as suas caraterísticas pessoais

Artigos	Parecer sobre cuidados compassivos				X^2 teste	p⁻ valor
	Elevado		Baixa			
	Não.	%	Não.	%		
Idade: <70 70-	82	85.4	14	14.6	1.41	0.24

	34	77.3	10	22.7		
Género: Masculino Feminino	57	86.4	9	13.6		
	59	79.7	15	20.3	1.08	0.30
Educação: Analfabeto Educado	96	88.1	13	11.9		
	20	64.5	11	35.5	9.43	0.002*
Estado civil:						
Casado	82	82.8	17	17.2		
Solteiro (solteira/viúva)	34	82.9	7	17.1	0.00	0.99
Emprego: Nenhum Trabalho	62	79.5	16	20.5		
	54	87.1	8	12.9	1.41	0.24
Residência: Rural Urbano	106	83.5	21	16.5		
	10	76.9	3	23.1	Pescador	0.70
Rendimento: Insuficiente	33	84.6	6	15.4		
Suficiente	83	82.2	18	17.8	0.12	0.74
Índice de aglomeração:						
<2	80	81.6	18	18.4		
2+	35	85.4	6	14.6	0.28	0.60

(*) Estatisticamente significativo a p<0,05

A Tabela 22 aponta para uma relação estatisticamente significativa entre a opinião dos pacientes sobre o cuidado compassivo e sua escolaridade (p=0,002). Verifica-se que as opiniões sobre os cuidados compassivos foram mais elevadas entre os doentes analfabetos.

Quadro 23: Relações entre as opiniões dos doentes sobre os cuidados compassivos e as suas condições e antecedentes médicos

Artigos	Parecer sobre cuidados compassivos				X^2 teste	valor de p
	Elevado		Baixa			
	Não.	%	Não.	%		
Duração da doença (anos):						
<1	15	88.2	2	11.8		
1-	18	64.3	10	35.7		
5-	23	85.2	4	14.8	8.88	0.06
10-	29	90.6	3	9.4		
20+	31	86.1	5	13.9		
Duração do internamento hospitalar (dias):						
<5	29	82.9	6	17.1		

5-	32	80.0	8	20.0	0.43	0.93
10-	13	86.7	2	13.3		
15+	42	84.0	8	16.0		
Ter doenças crónicas:						
Não	12	70.6	5	29.4		
Sim	104	84.6	19	15.4	Pescador	0.17
Tomar medicação regular:						
Não	13	68.4	6	31.6		
Sim	103	85.1	18	14.9	Pescador	0.10
Cirurgia anterior						
Não	51	72.9	19	27.1		
Sim	65	92.9	5	7.1	9.86	0.002*
Deficiência:						
Não	112	82.4	24	17.6		
Sim	4	100.0	0	0.0	Pescador	1.00
Departamento:						
Cirurgia	26	89.7	3	10.3		
Medicina	69	82.1	15	17.9		
Unidades especiais (diálise, cateter, etc.)	7	100.0	0	0.0	-	-
Emergência	0	0.0	3	100.0		
UTI	14	82.4	3	17.6		

(*) Estatisticamente significativo a p<0,05 (--) Resultado do teste não válido

No que respeita às relações entre a opinião dos doentes sobre os cuidados compassivos e as suas caraterísticas médicas, a Tabela 23 indica uma relação estatisticamente significativa com a história de cirurgia prévia (p=0,002). É evidente que as opiniões sobre os cuidados compassivos são mais elevadas nos doentes com cirurgia prévia.

II. d. Correlatos e factores de previsão das opiniões dos doentes sobre os cuidados compassivos

Quadro 24: Matriz de correlação das pontuações dos domínios dos cuidados compassivos dos doentes

Domínios de cuidados compassivos	Coeficiente de correlação de Spearman			
	Domínios de cuidados compassivos			
	1	2	3	4
1. Ligação significativa				
2. Expectativas dos doentes	.315**			
3. Atributos de cuidado	.167*	.241**		

4. Competência dos enfermeiros	.102	.231**	.445**	

(*) Estatisticamente significativo a p<0,05 (**) Estatisticamente significativo a p<0,01

Conforme apresentado na Tabela 24, foram identificadas correlações positivas fracas a moderadas, estatisticamente significativas, entre as pontuações dos doentes nos domínios de opinião dos cuidados compassivos. A correlação mais forte verificou-se entre as pontuações da competência do enfermeiro e os atributos dos cuidados (r=0,445). Entretanto, não foi revelada qualquer correlação entre a ligação significativa e a competência do enfermeiro.

Tabela 25: Correlação entre as pontuações dos domínios de cuidados compassivos dos doentes e as suas caraterísticas

Artigos	Coeficiente de correlação de Spearman				
	Domínios de cuidados compassivos				
	1	2	3	4	Total
Idade	-.132	.043	.068	.079	.033
Educação	-.112	-.023	-.117	-.151	-.133
Rendimento	-.068	-.044	-.046	-.031	-.083
Índice de aglomeração	-.077	.117	.026	.107	.004
Duração da doença	.117	-.045	-.028	-.121	-.018
Duração do internamento hospitalar	.050	-.084	-.060	-.018	-.091

A Tabela 25 não revela correlações estatisticamente significativas entre as pontuações dos doentes relativamente à opinião sobre os cuidados compassivos e qualquer uma das suas caraterísticas.

Tabela 26: Modelo de regressão linear múltipla de melhor ajuste para a pontuação da visão do doente sobre os cuidados compassivos

Artigos	Não normalizado Coeficientes		Normalizado Coeficientes	teste t	p- valor	95% de confiança Intervalo para B	
	B	Std. Erro				Inferior	Superior
Constante	75.64	2.53		29.883	<0.001	70.63	80.64
Educação	-5.20	1.55	-0.29	3.352	0.001	-8.27	-2.13
Duração do internamento hospitalar	-0.08	0.04	-0.18	2.177	0.031	-0.16	-0.01

r-quadrado=0,08

Modelo ANOVA: F=5,23, p=0,002

Variáveis introduzidas e excluídas: idade, sexo, estado civil, situação profissional, rendimento, residência, duração da doença, doenças crónicas, deficiência

Na análise multivariada, a Tabela 26 demonstra que o nível de escolaridade do doente e o tempo de internamento foram preditores negativos independentes estatisticamente significativos do seu score. No entanto, eles explicam apenas 8% da variação desse escore.

Parte III. Relação entre os cuidados compassivos dos enfermeiros e dos doentes

Tabela 27: Correlação ecológica entre as pontuações dos enfermeiros e dos doentes sobre os cuidados compassivos

Opinião dos doentes sobre os cuidados compassivos	Coeficiente de correlação ecológica de postos de spearman		
	Cuidados compassivos dos enfermeiros		
	Atitude	Prática	Confiança
Ligação significativa	-.500	.500	.600
Expectativas dos doentes	-.900*	-.200	.100
Atributos de cuidado	-.100	.200	-.100
Competência dos enfermeiros	-.300	.600	.500
Total	-.300	.600	.500

(*) Estatisticamente significativo a p<0,05

Na análise ecológica, a Tabela 27 mostra uma forte correlação negativa estatisticamente significativa entre os resultados das opiniões dos doentes sobre as expectativas dos doentes e a atitude dos enfermeiros em relação aos cuidados compassivos (r=-0,900).

CAPÍTULO V

DISCUSSÃO

A compaixão é um conceito universal interpretado através dos antecedentes culturais e raciais do destinatário e do prestador e da forma como é recebida e percepcionada ***(Singh et al., 2020)***. Os cuidados compassivos são uma marca registada dos cuidados de qualidade ***(Tierney et al., 2019)***. Aumenta a satisfação e a qualidade de vida dos doentes e reduz o esgotamento dos enfermeiros ***(Saab et al., 2019)***. No entanto, apesar da sua importância, tem sido pouco estudado, particularmente nos cuidados geriátricos ***(Oliver 2014 & Tehranineshat et al., 2019)***.

Este estudo teve como objetivo medir a perceção dos enfermeiros e dos doentes idosos sobre os cuidados compassivos na cidade de Beni-Suef. Os resultados indicam que, em geral, os enfermeiros têm atitudes elevadas, mas pouca prática e pouca auto-confiança em relação aos cuidados compassivos. Entretanto, as opiniões dos doentes sobre os cuidados compassivos são elevadas.

Os enfermeiros da amostra do presente estudo eram maioritariamente do sexo feminino, de faixas etárias mais jovens, diplomados e com menos de dez anos de experiência. Mais de dois terços eram casados e viviam em zonas rurais. No entanto, os intervalos entre a idade e os anos de experiência eram muito amplos, pelo que a amostra inclui um vasto espetro destas duas caraterísticas que certamente influenciariam a sua visão e prática dos cuidados compassivos.

De acordo com os resultados do presente estudo, a maioria dos enfermeiros tinha uma atitude de compaixão elevada. A sua atitude de cuidados compassivos foi mais elevada no que respeita à liderança do hospital. Isto reflecte a sua crença na importância da administração do hospital na promoção da prática de cuidados compassivos nas suas instalações. Tal aconteceria através do seu apoio à prestação de cuidados compassivos e da sua definição como uma prioridade nos cuidados aos doentes, e também através da disponibilização de modelos de atuação por parte dos gestores.

Em congruência com os achados do presente estudo, ***Quinn (2017)***, num estudo realizado em Inglaterra, enfatizou o papel da liderança na prestação de cuidados compassivos. Além disso, um estudo realizado por ***Zamanzadeh et al. (2018)*** no Irão relatou que as organizações participantes parecem não apoiar o pessoal de enfermagem na prestação de cuidados compassivos. Além disso, ***Ledoux et al. (2018),*** num estudo realizado no Canadá, concluíram que os enfermeiros são frequentemente responsabilizados pela falta de prestação de cuidados compassivos, mas as razões do ambiente de trabalho e as barreiras relacionadas subjacentes a essa deficiência não são, na maioria das vezes, consideradas.

Por outro lado, a atitude dos enfermeiros do presente estudo em relação aos cuidados compassivos foi a mais baixa no que respeita ao papel do enfermeiro. Esta baixa resposta reflecte as suas preocupações com as barreiras que impedem os enfermeiros de prestar cuidados compassivos adequados, tais como a carga de trabalho e o rácio enfermeiro-doente, bem como o tempo limitado devido à elevada carga de trabalho. Poderá também estar relacionado com o sofrimento emocional que podem sentir quando prestam cuidados compassivos. No entanto, a atitude em relação aos cuidados compassivos deve ter origem na própria pessoa, independentemente de quaisquer barreiras, como demonstrado num estudo sobre enfermeiros canadianos ***(Singh et al., 2018a)***. A este respeito, salientou que os cuidados de enfermagem compassivos são uma escolha individual em que os enfermeiros tentam prestar cuidados que consideram moralmente corretos. Além disso, acrescentou que as pessoas têm a opção de se comportar de forma compassiva ou não.

Relativamente aos factores que influenciam a atitude de cuidados compassivos dos enfermeiros, os resultados do presente estudo revelaram que apenas o estado civil teve um efeito significativo sobre a mesma. Assim, a análise multivariada identificou o estado de solteiro como o único preditor negativo significativo da pontuação da atitude de cuidados compassivos, indicando uma tendência para uma atitude mais positiva entre os enfermeiros casados. Este facto pode ser explicado pela experiência de relações familiares mais próximas com os cônjuges e os filhos, o que pode aumentar o sentimento de compaixão.

O presente estudo também avaliou a prática de cuidados compassivos dos enfermeiros. Os resultados demonstraram que apenas cerca de metade dos enfermeiros tinham uma prática adequada de cuidados compassivos. Esta baixa adequação da prática pode ser atribuída à falta de formação em cuidados compassivos. Em contradição com este facto, uma revisão sistemática concluiu que a prestação de cuidados compassivos é recentemente mais facilitada pela utilização crescente da tecnologia digital nos cuidados de enfermagem ***(Kemp et al., 2020)***.

De acordo com os resultados do presente estudo, a área menos adequada da prática compassiva dos enfermeiros estava relacionada com a utilização de terapias não medicamentosas para ajudar um doente a sentir-se melhor. Este facto pode ser explicado pela sua falta de conhecimento de abordagens não farmacológicas, como exercícios de relaxamento, meditações e outras terapias relacionadas. A este respeito, um estudo recente realizado nos Estados Unidos demonstrou que a maioria dos doentes idosos, bem como os prestadores de cuidados de saúde, consideravam que as abordagens não farmacológicas como ferramentas de cuidados compassivos melhoravam a satisfação dos doentes ***(Lichen et al., 2020)***.

Por outro lado, cerca de dois terços dos enfermeiros do presente estudo referiram uma prática adequada de auto-treino para se sentirem calmos. Esta prática pode ter sido adquirida através da sua longa experiência na prestação de cuidados aos doentes. Poderão ter aprendido que a raiva e uma reação nervosa teriam resultados negativos para os doentes e as suas famílias, bem como para eles próprios. De acordo com isto, investigações anteriores concluíram que a compaixão é uma componente essencial da natureza humana e, por conseguinte, os cuidados compassivos podem ser desenvolvidos e cultivados ao longo da vida de uma pessoa ***(Chaloner e Healthc, 2019)***.

Relativamente aos factores que influenciam a prática de cuidados compassivos dos enfermeiros, as análises bivariadas revelaram que os enfermeiros do sexo masculino e os que residiam em zonas rurais tinham uma prática significativamente mais adequada. No entanto, na análise multivariada, o género do enfermeiro não teve influência significativa, mas a residência rural persistiu como um preditor positivo da pontuação da prática compassiva. Este resultado pode ser atribuído ao facto de as relações mais estreitas na comunidade rural conduzirem a um sentimento de compaixão mais intenso entre eles. Um achado semelhante foi relatado por ***Ruiz-Fernández et al. (2020)*** num estudo sobre a satisfação com a compaixão entre enfermeiros em Espanha. Os seus resultados demonstraram que a residência urbana era um preditor negativo da sua compaixão.

A idade e a experiência dos enfermeiros também foram factores com um impacto significativo na sua prática de cuidados compassivos no presente estudo. Assim, os resultados da prática de cuidados compassivos tiveram correlações negativas significativas com a idade e a experiência dos enfermeiros. Entretanto, apenas a idade persistiu na análise multivariada como um preditor negativo significativo da pontuação da prática de cuidados compassivos. Este facto pode ser atribuído ao aumento da baixa tolerância aos factores de stress com o aumento da idade, conduzindo assim a cuidados compassivos menos adequados. A descoberta está em congruência com ***Kolthoff e Hickman (2017)***, cujo estudo nos Estados Unidos demonstrou que o cuidado compassivo dos enfermeiros tinha uma relação inversa com a sua idade.

O presente estudo também demonstrou que os enfermeiros com licenciatura/mestrado em enfermagem tinham uma prática de compaixão significativamente mais adequada. Além disso, a pontuação dos enfermeiros na prática de cuidados compassivos teve correlações positivas significativas com a sua qualificação e, na análise multivariada, uma qualificação mais elevada foi identificada como um preditor positivo desta pontuação. Este facto pode ser atribuído à maior ênfase dada a esta disciplina nos currículos destes cursos superiores. O resultado está de acordo com estudos anteriores que relataram um impacto positivo de um nível mais alto de educação na confiança dos enfermeiros no cuidado compassivo ***(Henderson e Jones, 2017)***. Além disso, uma revisão sistemática forneceu fortes evidências da educação sobre o cuidado compassivo dos enfermeiros ***(Coffey et al., 2019)***.

Verificou-se também que a prática de cuidados compassivos era mais baixa entre os enfermeiros dos serviços de cirurgia, embora a influência deste fator não tenha sido confirmada na análise multivariada. Esta diferença poderá ser explicada pelo tempo de contacto entre o enfermeiro e os doentes. Nos doentes cirúrgicos, este tempo de contacto é geralmente mais curto em comparação com os dos departamentos médicos, onde o contacto mais prolongado e a menor acuidade do estado do doente podem levar a relações mais estreitas e a cuidados mais compassivos. Em concordância com isto, um estudo realizado na Escócia revelou que os estudantes de enfermagem percecionavam uma menor possibilidade de compaixão em situações agudas ***(Hunter et al., 2018)***.

No que se refere à confiança dos enfermeiros nos cuidados compassivos, os resultados do presente estudo revelaram que cerca de dois terços deles tinham uma confiança elevada. Trata-se de uma percentagem relativamente baixa, que reflecte a sua incapacidade de se manterem calmos e concentrados ao lidarem com os doentes e as suas famílias, e de utilizarem abordagens não farmacológicas, como as terapias mente-corpo, para os acalmar e tranquilizar. Mais uma vez, isto deve-se certamente à sua falta de conhecimentos e a uma formação deficiente em cuidados compassivos. Por isso, ***Babaei e Taleghani (2019)***, no seu estudo no Irão, recomendaram que se desse mais ênfase à formação dos enfermeiros em cuidados compassivos para melhorar as suas atitudes e práticas relacionadas.

Quanto aos factores que afectam a confiança dos enfermeiros na prática dos cuidados compassivos, os resultados do presente estudo revelaram que essa confiança diminuía significativamente com o aumento da idade e da experiência, e era mais elevada entre os que tinham licenciatura/mestrado. Além disso, os resultados da confiança nos cuidados compassivos apresentaram correlações positivas significativas com as qualificações dos enfermeiros e correlações negativas com a sua idade e experiência. Estes resultados foram confirmados na análise multivariada. As mesmas explicações fornecidas anteriormente relativamente ao efeito da idade e das qualificações de enfermagem na prática dos cuidados compassivos também se aplicam à confiança dos enfermeiros nos cuidados compassivos. De acordo com isto, um estudo em Espanha demonstrou que as competências emocionais e compassivas dos enfermeiros aumentavam com a idade ***(Giménez-Espert et al., 2019)***.

O presente estudo também investigou as opiniões dos pacientes idosos sobre os cuidados compassivos. A amostra de doentes tinha uma idade média de 65 anos, com um número ligeiramente superior de mulheres, e a maioria era de zonas rurais, casada e analfabeta. Estas são caraterísticas típicas dos doentes de uma comunidade rural egípcia. Procurar as opiniões dos doentes sobre os cuidados compassivos é muito importante para uma visão mais alargada. Em consonância com isto, uma revisão sistemática concluiu que a investigação sobre cuidados compassivos carece dos pontos de vista dos doentes e das suas famílias ***(Sinclair et al., 2016)***.

Mais de metade dos doentes da amostra do presente estudo pertenciam a departamentos de medicina, o que pode influenciar o facto de receberem cuidados compassivos, tal como demonstrado acima, em que a prática de cuidados compassivos por parte dos enfermeiros foi menor nos departamentos de cirurgia. A maioria dos doentes da amostra do presente estudo sofria de doenças crónicas (sobretudo diabetes e/ou hipertensão, e tomava medicação regular, com uma longa duração da doença). Estes doentes podem necessitar mais de simpatia e de cuidados compassivos. Em congruência com isto, um estudo realizado na Austrália revelou que a longa duração das doenças crónicas, bem como a sua complexidade e multiplicidade, tornam estes doentes mais necessitados de apoio e de cuidados compassivos ***(Foley et al., 2020)***.

De um modo geral, a maioria dos doentes da amostra do presente estudo tinha opiniões elevadas sobre os cuidados compassivos. Isto reflecte a enorme importância que atribuem a este aspeto dos cuidados. As suas opiniões mais elevadas estavam relacionadas com as expectativas de gestão da dor, a administração atempada de medicamentos com controlos frequentes e a inclusão no plano de cuidados de enfermagem. Em concordância com isto, um estudo realizado em Itália ***(De Carlo et al., 2016)*** revelou que os doentes davam grande importância à dimensão de cuidados abrangentes dos cuidados de enfermagem compassivos, com um maior envolvimento deles e das suas famílias nos cuidados.

No outro extremo, os doentes da amostra do presente estudo deram menos importância à dimensão dos cuidados compassivos da ligação significativa. Esta dimensão envolve a prestação de amor e respeito incondicionais, ter sentido de humor, apoiar crenças espirituais, desculpar falhas e lidar com questões difíceis. Isto pode indicar que estes doentes dão mais importância aos cuidados físicos do que aos emocionais. Na mesma linha, um ensaio clínico randomizado no Reino Unido relatou que os pacientes tinham pontuações baixas no domínio de conexão do cuidado compassivo ***(Gould et al., 2018)***. Da mesma forma, baixas pontuações de cuidados compassivos também foram reveladas num estudo sobre

a importância dos cuidados de enfermagem compassivos do ponto de vista dos pacientes no Irão ***(Dalvandi, et al, 2019)***.
A duração do internamento (LOS) dos doentes do presente estudo foi muito variável. Este facto pode ter um impacto nas suas opiniões sobre os cuidados compassivos. A análise multivariada identificou a duração do internamento hospitalar como um fator de previsão negativo significativo das pontuações das opiniões dos doentes. Isto significa que quanto mais tempo o doente permanece no hospital, menos importância dá aos cuidados compassivos. Esta constatação pode ser explicada pelo cansaço e pela lassidão que o doente sente devido ao internamento prolongado e pela sua aspiração a ter alta e não a receber cuidados compassivos.
Os resultados do presente estudo também demonstraram que as opiniões dos doentes analfabetos sobre os cuidados compassivos eram significativamente mais elevadas. Este facto também foi confirmado na análise multivariada, em que um nível de educação mais elevado do doente foi um preditor negativo significativo da pontuação da opinião. Este facto pode ser explicado pelo facto de os doentes analfabetos serem frequentemente mais simples e mais receptivos, atribuindo assim mais importância aos cuidados compassivos. Os resultados estão de acordo com os de um estudo realizado no Irão, em que os doentes com níveis de escolaridade mais elevados apresentaram pontuações significativamente mais baixas de perceção dos cuidados compassivos dos enfermeiros ***(Dalvandi et al., 2019)***.
No que respeita às prioridades dos doentes em relação aos cuidados compassivos, os resultados do presente estudo demonstraram que a maior prioridade para eles era a compreensão do seu problema. Por outro lado, lidar com eles "sem preconceitos" teve a menor prioridade. Este resultado reflecte mais uma vez a maior importância dada por estes doentes à sua condição médica e ao seu tratamento adequado do que aos aspectos psicológicos e emocionais dos cuidados prestados. No entanto, uma revisão sistemática atribuiu igual importância às qualidades de cortesia, gentileza e não julgamento dos enfermeiros, bem como às suas acções profissionais de cuidados e apoio ***(Singh et al., 2018b)***.
Por último, a análise ecológica do presente estudo revelou uma forte correlação negativa significativa entre os resultados das opiniões dos doentes sobre as expectativas dos doentes e as atitudes dos enfermeiros relativamente aos cuidados compassivos. Assim, como as atitudes dos enfermeiros tendem a ser mais positivas, as expectativas dos doentes são menores. Isto é bastante plausível, uma vez que os enfermeiros com uma atitude positiva satisfazem as necessidades dos doentes e, por conseguinte, as suas expectativas são menores.

No entanto, continua a ser necessário um instrumento unificado para poder comparar as perspetivas dos enfermeiros e dos doentes sobre os cuidados compassivos, tal como concluído por uma revisão sistemática de ***Sinclair et al. (2017a)***.

CONCLUSÃO

Os resultados do estudo levam a concluir que os enfermeiros dos contextos estudados têm uma atitude geralmente positiva em relação aos cuidados compassivos. No entanto, a prática dos cuidados compassivos e a auto-confiança que lhes está associada parecem ser baixas. Estes factores são influenciados pela idade, qualificação, anos de experiência, residência e rendimento dos enfermeiros. Quanto aos doentes nos contextos do estudo, tendem a ter percepções e opiniões elevadas relativamente aos cuidados compassivos, o que é influenciado pela sua idade, habilitações literárias, rendimentos, bem como pela duração da sua doença e pela duração do internamento hospitalar. As opiniões e expectativas dos doentes estão negativamente correlacionadas com as atitudes dos enfermeiros relativamente aos cuidados compassivos.

RECOMENDAÇÕES

Tendo em conta os resultados do estudo, são propostas as seguintes recomendações.

- Os programas de formação em serviço devem ser aplicados em larga escala para que os enfermeiros melhorem a sua prática e auto-confiança em relação aos cuidados de compaixão.
- Os enfermeiros mais velhos e os que possuem um nível de qualificação de enfermagem inferior necessitam de uma formação mais aprofundada em cuidados compassivos.
- O tema dos cuidados compassivos deve ser objeto de maior consideração nos currículos de licenciatura e pós-graduação em enfermagem.
- As opiniões dos doentes idosos sobre os cuidados de enfermagem que lhes são prestados e o grau de satisfação das suas expectativas em relação aos cuidados compassivos devem ser objeto de inquéritos regulares, com medidas adequadas em função dos resultados.
- Sugere-se mais investigação para avaliar o efeito a longo prazo dos programas de formação em serviço na prática de cuidados compassivos dos enfermeiros e na sua auto-confiança.
- O impacto de tais intervenções de formação nas opiniões dos doentes idosos sobre os cuidados compassivos também deve ser investigado.

RESUMO

Os cuidados compassivos são uma prioridade internacional dos profissionais de saúde, nomeadamente da profissão de enfermagem. Tem sido referido como a essência dos cuidados de enfermagem. Em contextos clínicos, os cuidados compassivos podem aumentar a confiança e a satisfação dos doentes, contribuindo para a sua recuperação. Para os prestadores de cuidados, também melhora a sua satisfação e retenção no trabalho. No entanto, os profissionais de saúde enfrentam desafios na prestação de cuidados compassivos devido às exigências de cuidados de elevada qualidade com menos recursos. A situação é ainda mais difícil no que respeita aos cuidados prestados aos idosos, que podem necessitar de cuidados mais compassivos. Uma vez que há pouco trabalho realizado sobre os cuidados compassivos no contexto cultural egípcio, o estudo deste fenómeno poderia proporcionar uma compreensão profunda dos cuidados compassivos a partir da perceção dos enfermeiros egípcios.

Este estudo teve como objetivo medir a perceção dos enfermeiros e dos doentes idosos sobre os cuidados compassivos na cidade de Beni-Suef. O estudo foi realizado no Hospital Universitário de Beni-Suef, no Hospital Geral, bem como nos serviços de cuidados continuados/longos e de cuidados de saúde ao domicílio (HHC), utilizando um desenho transversal descritivo. Os sujeitos do estudo consistiram em 140 enfermeiros empregados no local há pelo menos um ano, recrutados por amostragem de conveniência, e 140 pacientes idosos sob os seus cuidados.

Foram utilizados dois instrumentos para recolher dados. Para os enfermeiros, consistia num questionário auto-administrado com a escala de cuidados compassivos que abrangia a atitude de cuidados compassivos, a prática de cuidados compassivos e a auto-confiança nos cuidados compassivos. A ferramenta para os doentes consistia num questionário de entrevista que incluía uma escala de cuidados compassivos que abrangia as prioridades em matéria de cuidados compassivos e as opiniões sobre esses cuidados. As escalas têm validade e fiabilidade documentadas. Foram finalizadas após um teste-piloto. O trabalho de campo durou de janeiro a junho de 2019.

As principais conclusões do estudo foram as seguintes.

- **Enfermeiros**:

o A mediana da idade dos enfermeiros era de 31,3 anos, 63,6% do sexo feminino, 68,6% com diploma, com uma mediana de experiência de 5,0 anos.

o A maioria frequentou formação em controlo de infecções (81,4%).

o No total, 82,9% dos enfermeiros tinham uma atitude de elevada compaixão.

o Globalmente, 51,4% dos enfermeiros tiveram uma prática adequada de compaixão.

o Globalmente, 59,3% dos enfermeiros tinham uma confiança total elevada nos cuidados compassivos.

o Um número significativamente maior de enfermeiros com prática adequada de cuidados compassivos era do sexo masculino, de zonas rurais e com licenciatura/mestrado. A percentagem era mais baixa entre os enfermeiros dos serviços de cirurgia e os que tinham dez ou mais anos de experiência.

o A confiança nos cuidados compassivos diminuiu significativamente com o aumento da idade e foi maior entre os enfermeiros com bacharelato/mestrado. Foi mais baixa entre os enfermeiros com dez ou mais anos de experiência.

o Foram identificadas correlações positivas moderadas e significativas entre as pontuações dos enfermeiros relativamente à atitude, prática e confiança nos cuidados compassivos.

o As pontuações dos enfermeiros relativas à confiança e à prática dos cuidados compassivos apresentaram correlações positivas significativas com as suas qualificações e correlações negativas com a sua idade e experiência.

o Na análise multivariada:

- O estado de solteiro foi o único fator de previsão negativo significativo da pontuação da atitude de cuidados compassivos.
- A idade e a residência urbana foram preditores negativos significativos da pontuação da prática de cuidados compassivos, enquanto uma qualificação mais elevada foi um preditor positivo.
- A idade foi um fator preditor negativo significativo da pontuação da confiança nos cuidados compassivos, enquanto que as qualificações de enfermagem mais elevadas e a maior experiência foram factores preditores positivos.

- **Doentes**

o A idade dos doentes variou entre os 60 e os 88 anos, com uma mediana de 65 anos, 52,9% eram do sexo feminino, 90,7% eram provenientes de zonas rurais e 77,9% eram analfabetos

o A duração média da doença foi de 8,5 anos e a duração do internamento (LOS) variou entre <1 e 150 dias.

o No total, 82,9% dos doentes tinham opiniões positivas sobre os cuidados compassivos.

o Relativamente às prioridades dos cuidados compassivos, "compreender o seu problema" ficou em primeiro lugar, enquanto "não ter preconceitos" ficou em último.

o As opiniões dos doentes sobre os cuidados compassivos foram significativamente mais elevadas entre os doentes analfabetos e os que tinham sido objeto de cirurgia prévia.

- Na análise multivariada, o nível de educação do doente e a duração do internamento hospitalar foram preditores negativos significativos da sua pontuação de opinião.

- Na análise ecológica, foi revelada uma forte correlação negativa significativa entre os resultados das opiniões dos doentes e a atitude dos enfermeiros em relação aos cuidados compassivos (r=-0,900).

Em conclusão, os enfermeiros dos contextos estudados têm uma atitude positiva em relação aos cuidados compassivos, mas a sua prática e a auto-confiança que lhes está associada são baixas. Os doentes tendem a ter percepções e opiniões elevadas relativamente aos cuidados compassivos. As opiniões e expectativas dos doentes estão negativamente correlacionadas com as atitudes dos enfermeiros relativamente aos cuidados compassivos.

O estudo recomenda que os programas de formação em serviço sejam aplicados em larga escala para que os enfermeiros melhorem a sua prática e a sua auto-confiança. Os cuidados compassivos devem ser objeto de maior consideração nos currículos de enfermagem. As opiniões dos doentes idosos sobre os cuidados compassivos prestados devem ser objeto de inquéritos regulares, com medidas adequadas em função dos resultados. Sugere-se a realização de mais investigação para avaliar o efeito a longo prazo dos programas de formação em serviço na prática dos cuidados compassivos dos enfermeiros e na sua auto-confiança, bem como o impacto dessa formação na opinião dos doentes idosos sobre os cuidados compassivos.

REFERÊNCIAS

- ***Inquérito aos doentes adultos internados (2017)***: Relatório de qualidade e metodologia. Care QualityCommission ; disponível de:http://www.cqc.org.uk/content/surveys.
- ***Al-Majid S., Carlson N., Kiyohara M., Faith M. e Rakovski C. (2018)***: Avaliando o Grau de Satisfação de Compaixão e Fadiga de Compaixão entre Enfermeiros de Cuidados Críticos, Oncologia e Encarregados. J Nurs Adm.; 48(6): 310-315. doi:10.1097/NNA.000000000 000 0620
- ***Andrews H., Tierney S., e Seers K. (2020)***: Necessitando de permissão: A experiência do autocuidado e da autocompaixão em enfermagem: Um estudo construtivista de teoria fundamentada. Int J Nurs Stud.; 101: 103436. doi: 10.1016/j. ijnu rstu.2019.103436
- ***Arimitsu K. (2016)***: Os efeitos de um programa para aumentar a auto-compaixão em indivíduos japoneses: Um estudo piloto controlado e randomizado. O Jornal de Psicologia Positiva, 11(6): 559-571.
- **Babaei S., Taleghani F. Compassionate Care Challenges and Barriers in Clinical Nurses: Um Estudo Qualitativo. Iran J Nurs Midwifery Res. 2019**; 24(3): 213- 219.doi:10. 4103 /ijnmr.IJNMR_100_18
- ***Babaei S., Taleghani F., e Keyvanara M. (2017)***: Facilitadores contextuais e mantenedores do cuidado baseado na compaixão: An Ethnographic Study. Iran J Nurs Midwifery Res.; 22(2): 91-96. doi:10.4103/ijnmr.IJNMR 79 16
- ***Baker L.R., Martimianakis M.A.T., e Nasirzadeh Y. (2018)***: Cuidados compassivos na era da prática baseada em evidências: Uma Análise Crítica do Discurso no Contexto do Cuidado da Dor Crônica. Acad Med.; 93(12):1841-1849. doi:10.1097/ACM.0000000000002373
- ***Behan C. (2020)***: Os benefícios das práticas de meditação e atenção plena em tempos de crise como o COVID-19. Ir J Psychol Med.; 1-3. doi: 10.1017 / ipm.2020.38
- ***Blomberg K., Griffiths P., e Wengstrom Y. (2016)***: Intervenções para cuidados de enfermagem compassivos: uma revisão sistemática. Int J Nurs Stud; 62: 137155.
- ***Boddington P., e Featherstone K. (2018)***: The canary in the coal mine: Cuidados de continência para pessoas com demência em enfermarias de hospitais de agudos como uma crise de desumanização. Bioética; 32(4): 251-260.
doi:10.1111/bioe.12446
- ***Bri, (2015)***: Residential care, assisted living & nursing homes', disponível:

http://www.briireland.ie/residential-care-assisted-living/.

- ***Buckley L., Berta W., Cleverley K., Medeiros C., e Widger K. (2020)***: O que se sabe sobre o burnout da enfermeira pediátrica: uma revisão de escopo? Hum Resour Health; 18(1): 9. doi:10.1186/s12960-020-0451-8
- ***Bunn F., Burn A.M., Robinson L., Poole M., Rait G., Brayne C., Schoeman J., Norton S., e Goodman C. (2017)***: Organização e prestação de cuidados de saúde para pessoas com demência e comorbilidade: um estudo qualitativo que explora os pontos de vista dos doentes, cuidadores e profissionais. BMJ Open; 7(1): e013067. doi: 10.1136/bmjopen-2016-013067.
- ***Burridge L.H., Winch S., Kay M., e Henderson A. (2017)***: Construindo literacia da compaixão: Possibilitando o cuidado na enfermagem de atenção primária à saúde. Collegian; 24(1): 85-91. doi:10. 1016/j.colegn.2015.09.004
- ***Capraro V., Jagfeld G., e Klein R. (2019)***: Aumentando o comportamento altruísta e cooperativo com nudges morais simples. Sci Rep; 9: 11880.
- ***Chaloner R.S.J., e Healthc M. (2019)***: Providing Compassionate Care for Every Kind of Person; 64(4): 205-208. doi: 10.1097/JHM-D-19- 00100.PMID: 31274810 Nenhum resumo disponível.
- ***Chen Y.P., Tsai J.M., Lu M.H., Lin L.M., Lu C.H., e Wang K.K. (2018)***: A influência dos traços de personalidade e das caraterísticas sociodemográficas na satisfação e fadiga da compaixão dos enfermeiros pediátricos. J Adv Nurs; 74(5): 1180-1188. doi:10.1111/jan.13516
- ***Cheng L., Cui Y., e Chen Q. (2020)***: Autoeficácia geral dos enfermeiros pediátricos, suporte organizacional percebido e benefícios profissionais percebidos em hospitais terciários de classe A na província de Jilin, China: o efeito mediador do ambiente da prática de enfermagem. BMC Health Serv Res.; 20(1):12. doi:10.1186/s12913-019-4878-3
- ***Claesson M., Jonasson L.L., Lindberg E., e Josefsson K. (2020)***: O que implica a liderança dos enfermeiros registados junto dos adultos mais velhos nos cuidados de saúde domiciliários municipais? Uma revisão sistemática. BMC Nurs.; 19:30. doi:10.1186/s12912-020-00413-1
- ***Coffey A., Saab M.M., e Landers M. (2019)***: O impacto da educação para o cuidado compassivo nos enfermeiros: Uma revisão sistemática de método misto. J Adv Nurs; 75(11): 2340- 2351. doi:10. 1111/jan.14088
- ***Commisso E., McGilton KS., e Ayala A.P. (2017)***: Identificar e compreender as necessidades de saúde e assistência social de idosos com múltiplas condições crónicas e seus cuidadores: um protocolo para uma revisão de escopo. BMJ Open; 7(12):e018247. doi:10. 1136 /bmjopen-2017-018247

- ***Coster S., Watkins M., e Norman I.J. (2018)***: Qual é o impacto da enfermagem profissional nos resultados dos pacientes em todo o mundo? Uma visão geral das evidências de pesquisa. Int J Nurs Stud.; 78:76-83. doi:10.1016/j.ijnurstu.2017.10.009
- ***Cuppage J., Baird K., Gibson J., Booth R. e Hevey D. (2018)***: Terapia focada na compaixão: Explorando a eficácia com um grupo transdiagnóstico e potenciais processos de mudança. Br J Clin Psychol; 57(2): 240-254. doi:10.1111/bjc.12162
- ***Dalvandi A., Vaisi-Raygani A., Nourozi K., Ebadi A., e Rahgozar M. (2019)***: A importância e a extensão da prestação de cuidados de enfermagem compassivos do ponto de vista dos pacientes hospitalizados em hospitais educacionais em Kermanshah - Irão 2017. Acesso Aberto Maced J Med Sci.; 7(6): 10471052. Publicado em 28 de março de 2019. doi:10.3889/oamjms.2019.204
- ***De Carlo P., Guerra D., Rega M.L., e Galletti C. (2016)***: Cure infermieristiche compassionevoli: l'esperienza degli infermieri italiani [Cuidados de enfermagem compassivos: a experiência dos enfermeiros italianos]; 69(4): 197-204. doi:10.7429/pi.2016.694197
- ***de Carvalho Barreto M., Ferreira C., Marta-Simões J., e Mendes A.L. (2020)***: Explorando os caminhos entre atributos e ações autocompassivas, compaixão corporal e alimentação desordenada. Eat Weight Disord.; 25(2): 291-297. doi:10.1007/s40519-018-0581-3
- ***Donnelly S., O'Brien M., e Begley E. (2016)***: Eu preferia ficar em casa, mas não tenho escolha: atender à preferência das pessoas idosas por cuidados: política, mas e a prática? University College Dublin School of Social Policy, Social Work and Social Justice.
- ***Duggleby W., Williams A., e Ghosh S. (2016)***: Factores que influenciam as mudanças na qualidade de vida relacionada com a saúde dos cuidadores de pessoas com múltiplas condições crónicas. Health Qual Life Outcomes; 14:81. Doi: 10.1186/s12955-016-0486-7
- ***Ellis G., Gardner M., e Tsiachristas A. (2017)***: Avaliação geriátrica abrangente para adultos mais velhos admitidos no hospital. Cochrane Database Syst Rev.; 9(9): CD006211. doi:10.1002 /14651858.CD006211.pub3
- ***Esplin E.D., Marlon J.R., Leiserowitz A., e Howe P.D. (2019)***: Can You Take the Heat? Os sintomas de saúde induzidos pelo calor estão associados a comportamentos de proteção. Wea. Climate Soc.; 11: 401-417.
- ***Foley H., Steel A., e Adams J. (2020)***: Consulta com profissionais de

medicina complementar por indivíduos com doenças crónicas: Caraterísticas e razões para consulta em ambientes clínicos australianos. Comunidade de Saúde Soc Care.;10.1111/hsc.13072. doi:10.1111/hsc.13072

• ***Giménez-Espert M.D.C., Valero-Moreno S., e Prado-Gascó V.J. (2019)***: Avaliação das competências emocionais em enfermagem utilizando modelos de regressão e QCA: Um estudo transversal . Nurse EducToday ; 74: 31-37.
doi:10.1016/j.nedt. 2018. 11.019

• ***Goodman C., Norton C., e Buswell M. (2017)***: Gerenciando a INcontinência fecal em pessoas com demência avançada residentes em casas de repouso (FINCH) estudo: uma síntese realista das evidências. Health Technol Assess.; 21(42):1-220. doi:10.3310/hta21420

• ***Gould L.J., Griffiths P., e Barker H.R. (2018)***: Compassionate careintervenção para equipas de enfermagem hospitalares que prestam cuidados a pessoas idosas: um ensaio piloto controlado e aleatório. BMJ Open; 8: e018563.
doi:10.1136/bm jopen-2017-018563

• ***Grimani K. (2017)***: Measuring Compassionate Care: Fiabilidade e validade da versão grega de um instrumento de avaliação dos cuidados de compaixão. Journal of Correctional Health Care, 2017; 23(3): 353-364.
doi:10.1177/1078345817716436

• ***Hajek A., Lehnert T., Wegener A., Riedel-Heller S.G., e König H.H. (2018)***: Correlatos de preferências de autonomia em cuidados de longa duração: resultados de um inquérito de base populacional entre indivíduos mais velhos na Alemanha. Paciente Prefere Adesão; 12: 71- 78. doi: 10.2147 /PPA.S146883

• ***Hajek A., Lehnert T., Wegener A., Riedel-Heller S.G., e König H.H. (2017)***: Who should take care of me? Preferências de indivíduos idosos para caraterísticas de cuidadores profissionais de longo prazo: um estudo transversal observacional. BMC Res Notes.; 10(1): 382.

• ***Hemberg J., e Wiklund Gustin L. (2020)***: Cuidar do coração como pertença - A base para mediar a compaixão. Nurs Open; 7(2): 660668. doi:10. 1002/nop2.438

• ***Henderson A., e Jones J. (2017)***: Developing and Maintaining Compassionate Care in Nursing (Desenvolvimento e manutenção de cuidados compassivos em enfermagem). 2012 RCN Publishing Company Ltd. PMID: 29094531. DOI: 10.77 48/ns.2017. e10895.

• ***Hubbard J., Harbaugh W.T., Srivastava S., Degras D., e Mayr U. (2016)***:

Uma dimensão geral de benevolência que liga dados neurais, psicológicos, económicos e de vida sobre tendências altruístas. J Exp Psychol Gen.; 145(10): 1351-1358. doi:10.1037/xge0000209 ***Hunold K.M., Pereira G.F., e Jones C.W. (2016)***: Prioridades de Atendimento entre Adultos Idosos no Departamento de Emergência: A Cross-sectional Study. Acad Emerg Med.; 23(3): 362-365. doi:10.1111/acem.12885

- ***Hunter D., McCallum J., Howes D. (2018)***: Compaixão nos departamentos de emergência. Parte 1: perspectivas dos estudantes de enfermagem. Emerg Nurse; 26(2): 25-30. doi:10.7748 /en.2018.e1774
- ***Conselho Internacional de Enfermeiros (2012)***: O Código de Ética do ICN para Enfermeiros, Suíça: ICN.
- ***Jakimowicz S., Perry L., e Lewis J. (2018)***: Satisfação e fadiga da compaixão: Um inquérito transversal de enfermeiros australianos de cuidados intensivos. Aust Crit Care.; 31(6): 396- 405. doi:10.1016/j.aucc.2017.10.003
- ***Jaul E., e Barron J. (2017)***: Doenças relacionadas com a idade e implicações clínicas e de saúde pública para a população com 85 anos ou mais. Front Public Health; 5: 335. doi:10.3389/fpubh.2017.00335
- ***Kane J., e de Vries K. (2017)***: Dignidade nos cuidados de longa duração: Uma aplicação do trabalho de Nordenfelt. Nurs Ethics; 24(6):744-751. doi:10.1177/0969733015624487
- ***Kase S.M., Waldman E.D., Weintraub A.S. (2019)***: Um estudo piloto transversal da fadiga da compaixão, burnout e satisfação da compaixão em prestadores de cuidados paliativos pediátricos nos Estados Unidos. Cuidados de Apoio Paliat; 17(3): 269-275. doi:10.1017/S1478951517001237
- ***Kelly L.A., e Lefton C. (2017)***: Efeito do reconhecimento significativo na fadiga de compaixão dos enfermeiros de cuidados críticos. Am J Crit Care.; 26(6): 438-444. doi:10.4037/ajcc2017471
- ***Kemp J., Zhang T., e Inglis F. (2020)***: Prestação de cuidados de saúde mental compassivos em uma era impulsionada pela tecnologia digital: revisão de escopo. J Med Internet Res.; 22(3):e16263. doi:10.21 96/16263
- ***Kiljunen O., Kankkunen P., Partanen P., e Välimäki T. (2018)***: Expectativas dos familiares em relação à competência dos enfermeiros em lares de idosos: um estudo de entrevista qualitativa. Scand J Caring Sci.; 32(3): 1018-1026.doi:10.1111/sc s.12544
- ***Kiljunen O., Välimäki T., Kankkunen P., e Partanen P. (2017)***: Competências de enfermagem para idosos em lares e casas de repouso: An integrative review. Int J Older People Nurs; 12(3): 10.1111/opn.12146.

doi:10.1111/opn.12146

- ***Kingston A., Comas-Herrera A., e Jagger C., projeto MODEM. (2018)***: Previsão das necessidades de cuidados da população idosa em Inglaterra nos próximos 20 anos: estimativas do estudo de modelação Population Ageing and Care Simulation (PACSim). Lancet Public Health; 3(9):e447-e455. doi:10.1016/S2468-2667(18)30118-X
- ***Kirby J.N. (2016)***: Intervenções de compaixão: The programmes, the evidence, and implications for research and practice. Psicologia e Psicoterapia: Teoria, Investigação e Prática; 90: 432- 455.
- ***Kirby J.N. (2017)***: Intervenções de compaixão: Os programas, as evidências e as implicações para a investigação e a prática. Psicologia e Psicoterapia: Teoria, Investigação e Prática; 90: 432-455.
- ***Kirby J.N., Tellegen C.L., e Steindl S.R. (2017)***: Uma meta-análise de intervenções baseadas na compaixão: Estado atual do conhecimento e direções futuras. Terapia Comportamental; 48: 778-792.
- ***Klein C.J., Riggenbach-Hays J.J., Sollenberger L.M., Harney D.M., e McGarvey J.S. (2018)***: Qualidade de Vida e Satisfação de Compaixão em Clínicos: Um estudo de intervenção piloto para reduzir a fadiga da compaixão. Am J Hosp Palliat Care; 35(6): 882-888. doi:10.1177/1 049909117740848
- ***Kolthoff K.L., e Hickman S.E. (2017)***: Fadiga de compaixão entre enfermeiros que trabalham com idosos. Geriatric Nursing, 38 (2017): 106e109.
- ***Kornhaber R., Walsh K., Duff J., e Walker K. (2016)***: Melhorar as relações interpessoais terapêuticas de adultos no ambiente de cuidados de saúde agudos: uma revisão integrativa. J Multidiscip Healthc.; 9: 537-546. doi:10.2147/JMDH.S116957
- ***Ledoux K., Forchuk C., Higgins C., e Rudnick A. (2018)***: O efeito de variáveis organizacionais e pessoais sobre a capacidade de praticar a compaixão. ApplNurs Res.; 41: 15-20. doi:10.1016/j.apnr.2018.03.001
- ***Lichen I.M., Berning M.J., e Bower S.M. (2020)***: As intervenções não farmacológicas melhoram o conforto e a experiência entre os adultos mais velhos no Departamento de Emergência. Am J Emerg Med.; S0735-6757, (20)30322-3. doi:10.1016/j.ajem.2020.04.089
- ***Lim C.Y., Berry A.B.L., Hirsch T., Hartzler A.L., Wagner E.H., Ludman E.J., e Ralston J.D. (2017)***: Compreender o que é mais importante para indivíduos com múltiplas condições crónicas: um estudo qualitativo das perspectivas dos pacientes. J Gen Intern Med.; 32(12): 1278-1284. doi:

10.1007/s11606-017-4154-3.

• ***Lindsey Jacobs M., Lynn Snow A., Allen R.S., Hartmann C.W., Dautovich N., e Parmelee P.A. (2019)***: Apoiar a autonomia nos cuidados continuados: Lessons from nursing assistants. Geriatr Nurs.; 40(2): 129-137. doi:10. 1016 /j.gerinurse.2018.07.004

• ***López A., Sanderman R., Ranchor A.V., Schroevers M.J. (2018)***: Compaixão pelos outros e autocompaixão: Níveis, correlações e relação com o bem-estar psicológico. Mindfulness (N.Y).; 9(1): 325331. doi:10.100 7/s12671-017-0777-z

• ***Marks T.S., Giles G.M., Al-Heizan M.O., e Edwards D.F. (2020)***: As tarefas breves de gerenciamento cognitivo ou de medicação podem identificar o potencial de dependência nas atividades instrumentais da vida diária? Front Aging Neurosci.; 12:33. doi:10. 3389/fnagi.2020.00033

• ***Matos M., Duarte C., Duarte J., Pinto-Gouveia J., Petrocchi, N., Basran J., e Gilbert P. (2017)***: Efeitos psicológicos e fisiológicos do treino da mente compassiva: Um estudo piloto randomizado controlado. Mindfulness; 8: 1699-1712.

• ***McGilton K.S., Vellani S., e Yeung L. (2018)***: Identificar e compreender as necessidades de saúde e assistência social de idosos com múltiplas condições crónicas e seus cuidadores: uma revisão de escopo. BMC Geriatr.; 18(1): 231. doi:10.1186/s12877- 018-0925-x

• ***Mohammed S., e Rosenkrantz A.B. (2020)***: Prestação de cuidados compassivos para o paciente idoso em radiologia. Curr Probl Diagn Radiol.; 49(2): 67-69. doi:10.1067/j. cpradiol.2019.02.001

• ***Mooney C., Fetter K., Gross B.W., Rinehart C., Lynch C., e Rogers F.B. (2017)***: Uma análise preliminar da satisfação com a compaixão e Fadiga de Compaixão com Considerações sobre a Especialização da Unidade de Enfermagem e Factores Demográficos. J Trauma Nurs.; 24(3):158-163. doi:10.1097/JTN.0000000000000284

• ***Mulasso A., Argiolu L., Roppolo M., Azucar D., e Rabaglietti E. (2017)***: Experiência de emoção e fragilidade em uma amostra de adultos mais velhos residentes na comunidade italiana. Clin Interv Aging; 12: 2017-2024. doi: 10.2147 / CIA.S147121

• ***Naik A.D., Martin L.A., Moye J., e Karel M.J. (2016)***: Valores de saúde e objetivos de tratamento de adultos mais velhos e multimórbidos que enfrentam doenças com risco de vida. J Am Geriatr Soc.; 64(3): 625-631. doi: 10.1111/jgs.14027.

• ***Nielsen L.M., Kirkegaard H., Ostergaard L.G., Bovbjerg K., Breinholt K., e Maribo T. (2016)***: Comparação de medidas de capacidade funcional auto-relatadas e baseadas no desempenho em pacientes idosos em um departamento de emergência: implicações para a seleção de medidas de resultados clínicos. BMC Geriatr.; 16(1) :199. doi:10.1186/s12877-016-0376-1

• ***Nolte A., Downing C., Temane A., e Hastings-Tolsma M. (2017)***: Fadiga de compaixão em enfermeiros: A metasynthesis. J. Clin. Nurs.; 26: 43644378.

• ***Northwood M., Ploeg J., e Markle-Reid M. (2017)***: Revisão integrativa dos determinantes sociais da saúde em adultos mais velhos com multimorbilidade. J Adv Nurs, doi: 10.1111/jan.13408.

• ***O'Driscoll M., Allan H., Liu L., Corbett K. e Serrant L. (2018)***: Compaixão na prática - Avaliando a consciência, o envolvimento e o impacto percebido de uma estratégia nacional de enfermagem e obstetrícia entre os profissionais de saúde em NHS Trusts na Inglaterra. J Clin Nurs.; 27(5-6): e1097-e1109. doi:10.1111/jocn.14176

• ***Ostaszkiewicz J., Tomlinson E., e Hutchinson A.M. (2018)***: "Dignidade": Uma construção central na compreensão do pessoal do lar de idosos sobre cuidados de continência de qualidade. J Clin Nurs; 27(11-12): 2425-2437. doi:10.1111/jocn.14293

• ***Papadopoulos I., e Ali S. (2016)***: Medindo a compaixão em enfermeiros e outros profissionais de saúde: uma revisão integrativa. Nurse Educ Pract, 16: 133-139.

• ***Quinn B. (2017)***: Papel da liderança em enfermagem na prestação de cuidados compassivos. Nurs Stand.; 32(16-19): 53-63. doi:10.7748/ns.2017.e11035

• ***Rao N., e Kemper K.J. (2017)***: O treinamento on-line em práticas específicas de meditação melhora a gratidão, o bem-estar, a autocompaixão e a confiança na prestação de cuidados compassivos entre os profissionais de saúde. J Evid Based Complementary Altern Med.; 22(2): 237-241. doi:10.1177/2156587216642102

• ***Rijnaard M.D., van Hoof J., e Janssen B.M. (2016)***: Os Factores que Influenciam o Sentido de Casa em Lares de Idosos: A Systematic Review from the PerspectiveofResidents . J Aging Res.; 6143645. doi:10.1155/2016/6143645

• ***Rodriguez A.M., e Lown BA. (2019)***: Medindo os cuidados de saúde compassivos com a Escala de Cuidados Compassivos do Centro Schwartz de 12 itens. PLoS ONE; 14(9): e0220911.

- ***Roney L.N., e Acri M.C. (2018)***: The cost of caring: Uma exploração da fadiga da compaixão, satisfação da compaixão e satisfação no trabalho em enfermeiros pediátricos. J. Pediat. Nurs, 40: 74-80.
- ***Ruiz-Fernández M.D., Pérez-García E., Ortega-Galán Á.M. (2020)***: **Qualidade de vida em profissionais de enfermagem: Burnout, Fadiga e Satisfação com a Compaixão. Int J Environ Res Public Health; 17(4): 1253. doi:10.3390/ijerph17041253**
- ***Saab M.M., Drennan J., e Cornally N. (2019)***: Impacto de um programa de liderança de cuidados compassivos. Br J Nurs; 28(11): doi:10.12968/bjon.2019.28.11.708
- ***Schoenberg N.E., Leach C., e Edwards W. (2019)***: É um lance entre minha audição, meu coração e meu quadril: priorizando e acomodando múltiplas morbidades por adultos mais velhos vulneráveis. J Health Care Poor Underserved. 20(1): 134-151. doi: 10.1353/hpu.0.0115.
- ***Selman L.E., Daveson B.A., e Smith M. (2017)***: Quão empoderadores são os cuidados hospitalares para pessoas idosas com doença avançada? Barreiras e facilitadores de uma etnografia transnacional em Inglaterra, Irlanda e EUA. Age Ageing., 46(2): 300-309. doi:10.1093/ageing/afw193
- ***Sims S., Leamy M., Levenson R., Brearley S., Ross F., e Harris R. (2020)***: A prestação de cuidados de enfermagem compassivos numa cultura de tick-box: Qualitative perspectives from a realist evaluation of intentional rounding. Int J Nurs Stud., 107: 103580. doi:10.1016/j.ijnurstu.2020.103580
- ***Sinclair S., Norris J., McConnell S.J. M., Chochinov H., Hack T.F.M., Hagen N., McClement S.A., e Bouchal S.R. (2016)***: Compaixão: uma revisão de escopo da literatura sobre cuidados de saúde. BioMed Central Pallative Care; 15 (6): 3-16
- ***Sinclair S., Beamer K., e Hack T.F. (2017a)***: Simpatia, empatia e compaixão: Um estudo de teoria fundamentada dos entendimentos, experiências e preferências dos pacientes em cuidados paliativos. Palliat Med., 31(5): 437-447. doi:10.1177/0269 216316663499
- ***Sinclair S., Russell LB., Hack TF., Kondejewski J., e Sawatzky R. (2017b)***: Medindo a compaixão nos cuidados de saúde: Uma revisão abrangente e crítica. Patient.; 10(4): 389-405. doi:10.1007/s40271-016-0209-5
- ***Singh P., Raffin-Bouchal S., McClement S., Hack F.T., Kelli Stajduhar N.A. Hagen, A., Chochinov H.M, e Sinclair S.(2018a)***: Perspectivas dos prestadores de cuidados de saúde sobre as barreiras percebidas e os facilitadores da

compaixão: Resultados de um estudo de teoria fundamentada; 27(9-10): 20832097. doi: 10.1111/jocn.14357.

- ***Singh P., King-Shier K., e Sinclair S. (2018b)***: As cores e os contornos da compaixão: A Systematic Review of the Perspectives of Compassion among Ethnically Diverse Patients and Healthcare Providers [Uma revisão sistemática das perspectivas de compaixão entre pacientes etnicamente diversos e prestadores de cuidados de saúde]. 17; 13(5): e0197261. NationalInstitutesofHealth . doi: 10.1371/journal.pone.0197261.eCollection 2018.
- ***Singh P., King-Shier K., e Sinclair S. (2020)***: Percepções e experiências dos pacientes do sul da Ásia sobre compaixão nos cuidados de saúde; 25 (4): 606624. doi: 10.1080/13557858.2020. Institutos Nacionais de Saúde.
- ***Smith-MacDonald L., Venturato L., e Hunter P. (2019)***: Perspectivas e experiências de compaixão em instalações de cuidados de longa duração no Canadá: um estudo qualitativo de pacientes, familiares e prestadores de cuidados de saúde. BMC Geriatr.; 19(1):128. doi:10.1186 /s12877-019-1135-x
- ***Sommers-Spijkerman M., Elfrink T.R., Drossaert C.H.C., Schreurs K.M.G., e Bohlmeijer E.T. (2019)***: Explorando atributos e habilidades compassivas entre os indivíduos que participam da terapia focada na compaixão para melhorar o bem-estar. Psychol Psychother.;10.1111/papt.12235. doi:10.111 1/papt.12235
- ***Sommers-Spijkerman M.P.J., Trompetter H.R., Schreurs K.M.G., e Bohlmeijer E.T. (2018b):*** Caminhos para melhorar a saúde mental na terapia focada na compaixão: Autoconfiança, autocrítica e afeto como mediadores da mudança. Fronteiras em Psicologia; 9: 2442.
- ***Sommers-Spijkerman, M.P.J., Trompetter H.R., Schreurs K.M.G., e Bohlmeijer E.T. (2018a)***: Terapia focada na compaixão como autoajuda guiada para melhorar a saúde mental pública: Um estudo controlado randomizado. Jornal de Consultoria e Psicologia Clínica; 86(2): 101-115.
- ***Sonne J.W.H., e Gash D.M. (2018)***: Psicopatia ao altruísmo: neurobiologia do espetro egoísta-altruísta. Front Psychol; 9: 575. doi: 10.3389 / fpsyg.2018.00575
- ***Straughair C. (2012)***:Exploring compassion: implications for contemporarynursing. Parte 1", British Journal of Nursing; 21(3): 160-164.
- ***Strauss C., Lever Taylor B., Gu J., Kuyken W., Baer R., Jones F., e Cavanagh K. (2016)***: O que é compaixão e como podemos medi-la? Uma revisão de definições e medidas. Revista de Psicologia Clínica; 47: 1527.
- ***Su J.J., Masika G.M., Paguio J.T., e Redding S.R. (2020)***: Definindo o

cuidado de enfermagem compassivo. Nursing Ethics; 27(2): 480-493.

- ***Tanaka K., Ikeuchi S., Teranishi K., Oe M., Morikawa Y., e Konya C. (2020)***: Temperamento e qualidade de vida profissional entre enfermeiros japoneses. Nurs Open; 7(3):700-710. doi:10.1002/nop 2.441
- ***Tao Y., Lau S.S.Y., Gou Z., Fu J., Jiang B., e Chen X. (2018)***: Privacidade e bem-estar em instalações de cuidados para idosos com um ambiente de vida lotado:
Case Study of Hong Kong Care and Attention Homes. Int J Environ Res Public Health; 15(10):2157. doi:10.3390/ijerph15102157
- ***Taylor A., Hodgson D., Gee M., e Collins K. (2017)***: Compaixão nos cuidados de saúde: uma análise de conceito. Journal of Radiotherapy in Practice; 16(4): 350-360.
- **Taylor J.K., Buchan I.E., e van der Veer S.N. (2019)**: Avaliando a mobilidade do espaço vital para uma visão mais holística do bem-estar na pesquisa geriátrica e na prática clínica . Aging Clin Exp Res.; 31(4): 439-445.
doi:10.1007/s40520-018-0999-5
- ***Tehranineshat B., Rakhshan M., Torabizadeh C., e Fararouei M. (2019)***: Compassionate Care in Healthcare Systems: Uma revisão sistemática. J Natl Med Assoc.; 111(5): 546-554. doi:10.1016/j.jnma.2019.04.002
- ***Tehranineshat B., Rakhshan M., Torabizadeh C., e Fararouei M. (2018)***: Percepções dos enfermeiros, dos doentes e dos familiares prestadores de cuidados sobre
cuidados de enfermagem compassivos. Ética em Enfermagem; 26: 1707-1720.
10.1177/09697330 18777884
- ***Thompson G.N., McArthur J., e Doupe M. (2016)***: Identificando Marcadores de Cuidados Conservadores de Dignidade em Cuidados de Longa Duração: A Modified Delphi Study. PLoS One.; 11(6):e0156816. doi:10.1371/journal.pone.0156816
- ***Tierney S., Bivins R., e Seers K. (2019)***: Compaixão na enfermagem: Solução ou estereótipo? Nurs Inq.; 26(1): e12271. doi:10.1111/nin.12271
- ***Tierney S., Seers K., Tutton E., e Reeve J. (2017)***: Permitindo o fluxo de cuidados compassivos: um estudo de teoria fundamentada. BMC Health Serv Res.; 17(1):174. doi:10.1186/s12913-017-2120-8
- ***Tinetti M.E., McAvay G.J., Fried T.R., Allore H.G., Salmon J.C., Foody J.M., Bianco L., Ginter S., e Fraenkel L. (2018)***: Prioridades de resultados de

saúde entre os resultados de sintomas cardiovasculares, lesões por queda e relacionados a medicamentos concorrentes. J Am Geriatr Soc.; 56(8): 1409-1416. doi: 10.1111/j.1532-5415.2008.01815.x.

- ***Tisminetzky M., Bayliss E.A., e Magaziner J.S. (2017)***: Prioridades de pesquisa para promover a saúde e os cuidados de saúde de adultos mais velhos com múltiplas condições crônicas. J Am Geriatr Soc.; 65(7): 1549-1553. doi:10.1111/jgs.14943
- ***Valizadeh L., Zamanzadeh V., Dewar B., Rahmani A., e Ghafourifard M. (2018)***: Percepções da enfermeira sobre as barreiras organizacionais para a prestação de cuidados compassivos: Um estudo qualitativo. Nurs Ethics.; 25(5): 580-590. doi:10.1177/0969733016660881
- ***van Leeuwen K.M., van Loon M.S., e van Nes F.A. (2019)***: O que significa qualidade de vida para adultos mais velhos? Uma síntese temática. PLoS One; 14(3): e0213263. doi:10.1371/journal.pone.0213263
- ***Varghese B. (2020)***: Relações entre Atributos Positivos e Negativos de Autocompaixão e Eficácia de Cuidado Percebida entre Enfermeiros de Saúde Psiquiátrica-Mental. J Psychosoc Nurs Ment Health Serv.; 58(2): 32-40. doi:10.3928/02793695-20191022- 01
- ***Wang C., e Lu X. (2018)***: Resposta a Gilbert: Sobre a relação entre associação e altruísmo. Proc Natl Acad Sci USA; 115(14):E3071-E3072.doi:10. 1073/pnas.1802717115
- ***Webkamigad S., Rowe R., Peltier S., Froehlich Chow A., McGilton K.S., e Walker J.D. (2020)***: Identificar e compreender os cuidados de saúde e sociais necessidades dos idosos indígenas com múltiplas doenças crónicas e dos seus prestadores de cuidados: uma análise de escopo. BMC Geriatr., 20(1): 145. doi:10.1186/s12877-020-01552-5
- ***Williams A., Sethi B., e Duggleby W. (2016)***: Um estudo qualitativo canadense explorando a diversidade da experiência de cuidadores familiares de idosos com múltiplas condições crônicas usando uma perspetiva de localização social. Int J Equity Health; 15: 40. Doi: 10.1186/s12939-016-0328-6
- ***Wittenberg E., Goldsmith J., Ferrell B., Buller H., Mendoza Y. e Ragan S.L. (2020)***: Comunicação em cuidados paliativos: Resultados do COMFORT, um curso de treinamento de instrutores para provedores. Clin J Oncol Nurs.; 24(1): E1-E6. doi:10.1188/20.CJON.E1-E6
- ***Xiao Q., Yue C., He W., e Yu J.Y. (2017)***: O eu consciente: uma visão de si mesmo iluminada pela atenção plena. Front Psychol.; 8: 1752. doi: 10 .3389

/fpsyg.2017.01752

- ***Yilmaz G., e Üstün B. (2018)***: Qualidade de vida profissional em enfermeiros: Satisfação de compaixão e fadiga de compaixão. J. Psychiatr. Nurs.; 9: 205-211.
- ***Yu H., Jiang A., e Shen J. (2016)***: Prevalência e preditores de fadiga por compaixão, burnout e satisfação por compaixão entre enfermeiros oncológicos: A cross-sectional survey. Int J Nurs Stud.; 57: 28-38. doi:10.1016/j.ijnurstu. 2016.01.012
- ***Zaman S., Whitelaw A., Richards N., Inbadas H., e Clark D. (2018): Um*** momento para a compaixão: retóricas emergentes nos cuidados de fim de vida. Med Humanit; 44(2): 140-143. doi:10.1136/medhum-2017-011329
- ***Zamanzadeh V., Valizadeh L., Rahmani A., van der Cingel M., e Ghafourifard M. (2018)***: Fatores que facilitam os enfermeiros a prestar cuidados compassivos: um estudo qualitativo. M.Scand Caring Sci.2018Mar; 32(1):92-97. doi: 10.1111/scs.12434. Epub 2017 Feb 3.PMID: 28156018.

- ***Zhang Y.Y., Zhang C., Han X.R., Li W., e Wang Y.L. (2018)***: Determinantes da satisfação com a compaixão, da fadiga da compaixão e do esgotamento em enfermagem: Uma meta-análise correlativa. Medicine (Baltimore),97(26):e11086.

Prestação de cuidados compassivos a idosos

Assistir. Prof. Hanan Elzeblawy Hassan

Professora assistente de Enfermagem de Maternidade e Saúde Neonatal

Vice-Decano para Estudos de Pós-Graduação e Assuntos de Investigação, Faculdade de

de Enfermagem, Universidade de Beni-Suef

Assistir. Prof. Abeer Mohamed El-Magawry

Professora auxiliar de Enfermagem de Saúde Familiar e Comunitária

Vice-Reitor para os Assuntos de Investigação de Estudos de Pós-Graduação, Faculdade de

Enfermagem, Universidade de Damietta

Assistir. Prof. Aziza Mahmoud Abozied

Professora assistente de Enfermagem de Saúde Familiar e Comunitária,

Faculdade de Enfermagem, Universidade de Beni-S uef

Eman Moustafa Ibrahim Ghazy

(B.SC. Enfermagem, Faculdade de Enfermagem, Universidade de Alexandria

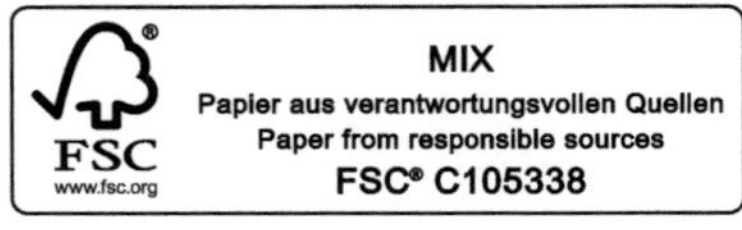

Printed by Books on Demand GmbH, Norderstedt / Germany